認知症 plus
地域共生社会

つながり支え合うまちづくりのために
私たちができること

近藤尚己・五十嵐 歩 編

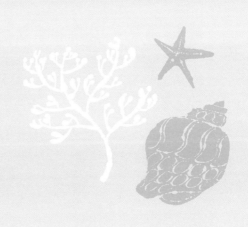

日本看護協会出版会

はじめに

　世界的な高齢化と共に増加する認知症へ対応すべく，さまざまな仕組みづくりが進められています。認知症への対応の際に，「治療」や「予防」に先んじて重視されているのが「共生」の考え方です。

　2019年に閣議決定された「認知症施策推進大綱」は，「認知症の発症を遅らせ，認知症になっても希望を持って日常生活を過ごせる社会を目指し，認知症の人や家族の視点を重視しながら，『共生』と『予防』を車の両輪として施策を推進していく」ことを基本的な考え方としています。

　医療の現場に身を置いていると，疾病は（望ましいものではないので）可能な限り予防すべき，というように，「予防」を重視しがちになります。上記大綱においても，当初は「『予防』と『共生』」と，「予防」が先に書かれていたところ，認知症の患者さんたちから強い批判の声が上がり，「『共生』と『予防』」へと記載の順番が変更された，という経緯があります。この一件から，「予防」という言葉には，病者に対する負のラベリングをしてしまう危険性があることを私たちは学びました。

　ではなぜ，認知症ケアにとって「共生」が，予防や治療に優先するほど大切なのでしょうか。

　「共生」という言葉の意味するところは何となく理解できますが，私たちは具体的に何を目指し，何をすればよいのでしょうか。

　本書は，そういった疑問に私たち自身も学び，自問しながら，何らかの答えを提案したいという思いで企画しました。

　「共生」に関して，厚生労働省は，「地域共生社会」という言葉を用いて，関連するいくつかの施策を展開しています。

　「地域共生社会」とは，「制度・分野ごとの『縦割り』や『支え手』『受け手』という関係性を超えて，地域住民や地域の多様な主体が参画し，人と人，人と資源が世代や分野を超えつながることで，住民一人ひとりの暮らしと生きがい，地域をともに創っていく社会」と，厚生労働省は説明しています。

　認知症をケアする仕組みづくりは，このような「地域共生社会」づくりの際に検討すべき具体的なテーマの一つであり，本書で紹介するように，さまざまな取り組みが試されています。認知症ケアの仕組みづくりは，「地域共生社会」づくりの試金石であるといっても過言ではないでしょう。

　たとえば，上記「認知症施策推進大綱」には，認知症との共生のための具体的な施策が示されていますが，その一つに，「認知症バリアフリーの推進・若年性認知症の人への支援・社会参加支援」が位置づけられています。そのような活動の多くは，病院や診療所の外の「地域」での取り組みであり，そうした取り組みが成功するためには，多様な人や組織同士が連携し合う「仕組み」づくりが欠かせません。

　認知機能に不安があっても安心して生活できるまちの仕組みづくりのノウハウが蓄積されれば，それはさまざまなその他の疾病や障害にも応用でき，すべての人が恩恵を受けられる仕組みづくりにもつながりうるのではないかと，私たちは考えています。

　看護職には，地域住民や他の専門職など，地域の多様なメンバーと協働し，認知症のある人にも暮らしやすい「地域共生社会」を構築する役割が期待されます。そのため本書も，主に看護職を読者と想定してまとめました。

しかし，本書に示した内容は，看護職だけではなく，地域包括支援センターなどで働く他の専門職や自治体職員など，幅広い方々ともぜひ共有していただきたいと思っています。そのように，多くの人に役立てていただけたら幸いです。

本書は，次のような2部構成としています。

「I 地域共生社会づくりにおける認知症ケア」では，「第1章 認知症の共生社会づくり」で地域共生社会の基本的な考え方を解説し，「第2章 日本における認知症・高齢者を取り巻く社会の現状と認知症施策」で認知症に関する現状や施策について，歴史的な経緯を踏まえつつ，国内外の“Dementia Friendly Community”を目指す取り組みを紹介します。「第3章 地域共生社会づくりにおける認知症ケア」では，看護職自身や，看護職が連携できる公的サービスにおける，認知症のある人への支援について，実践事例を含めて解説しています。各サービスが果たす役割を知ることによって，皆様の実践の参考にしていただけると考えます。

「II 認知症のある人が暮らしやすいまちに」では，「第1章 当事者・家族の居場所・相談の場づくり」「第2章 認知症への理解の促進・偏見の軽減を目指す取り組み」「第3章 認知症のある人を見守る地域づくり」をテーマに，多職種と当事者との協働による，国内の実践事例を幅広く紹介します。各事例の末尾には，編者らがそのポイントをまとめました。皆様の実践のヒントにしていただけるよう，事例に関連した看護職の役割についても触れています。

近年，認知症のある人が暮らしやすいまちづくりに関する先進的な取り組みが全国各地で展開されていますが，それらの好事例を他の地域へと横展開する仕組みは，残念ながら十分に整っていません。本書で紹介する事例を読者の皆様ご自身の活動に役立てていただくことで，こうしたまちづくりの活動が全国へと広がっていくことを期待しています。

最後に，編者らのアイディアを汲み取って本書の企画を練り上げ，また，執筆・編集作業においては常に私たちを激励し，辛抱強くご支援をいただいた日本看護協会出版会編集部に心より感謝申し上げます。

2022年2月

編者　近藤　尚己

五十嵐　歩

執筆者一覧

編集

近藤　尚己　京都大学大学院医学研究科社会疫学分野主任教授／東京大学未来ビジョン研究センター特任教授
五十嵐　歩　東京大学大学院医学系研究科高齢者在宅長期ケア看護学分野准教授

執筆（執筆順）

近藤　尚己　（前掲）
五十嵐　歩　（前掲）
松本　博成　東京大学大学院医学系研究科地域看護学分野博士課程
鈴木はるの　東京大学大学院医学系研究科高齢者在宅長期ケア看護学分野修士課程
久貝波留菜　東京大学大学院医学系研究科高齢者在宅長期ケア看護学分野博士課程
髙岡茉奈美　東京大学大学院医学系研究科高齢者在宅長期ケア看護学分野博士課程
武地　　一　藤田医科大学医学部認知症・高齢診療科教授
前田　隆行　特定非営利活動法人町田市つながりの開理事長
鎌田　松代　公益社団法人認知症の人と家族の会事務局長
目　麻里子　東京大学大学院医学系研究科高齢者在宅長期ケア看護学分野助教
平尾　和之　京都文教大学臨床心理学部臨床心理学科教授
澤登　久雄　牧田総合病院地域ささえあいセンターセンター長
久保　智子　東京都練馬区高齢施策担当部高齢者支援課
丸田　恵子　訪問看護ステーション STORY 学芸大学管理者・在宅看護専門看護師
粟田　主一　東京都健康長寿医療センター研究所副所長／認知症未来社会創造センターセンター長
荒瀬　泰子　福岡市副市長
江川　陽子　大牟田市立病院患者総合支援部入退院支援室長／大牟田市認知症ライフサポート研究会
山川みやえ　大阪大学大学院医学系研究科保健学専攻准教授

（2022 年 2 月現在）

目　　次

I 地域共生社会づくりにおける認知症ケア

認知症の共生社会づくり
―ケアは，点から面，個から地域・社会へ―

1) 「弱さ」って，何だろう？

この原稿を書いている 2021 年は，1 年遅れたオリンピック・パラリンピックの年。世界的なスポーツの祭典である。

オリ・パラは単にスポーツを楽しむ世界レベルのエンターテインメントではない。スポーツを手段としたよりよい社会の構築と継続が目的である。スポーツを世界平和の手段ととらえるのがオリンピック，そして共生社会を達成する手段ととらえるのがパラリンピックである。

近年存在感を増すパラリンピックには，4 つの中心的な価値（core values）があるとされている。その中に，公平性（equality）があり，パラリンピックは「障害者に対する心理的・制度的差別を取り除くための社会変革の担い手となる」ことを目指していることが明記されている[1]★1。

★1 他の3つは，勇気（courage）・強い意志（determination）・インスピレーション（inspiration）。

今回の東京オリンピック・パラリンピックが目指した社会像も，「共生社会」である。共生社会の実現に向けた仕組みづくりをオリ・パラのレガシーにすべく，さまざまな取り組みが進められた。

オリンピックとパラリンピックには，1 つの大きな違いがある。オリンピック競技ではルールや用具にプレイヤーが合わせて競うが，パラリンピックはこれが反対になっている。つまり，プレイヤーにルールや用具を合わせるのである。これが，共生社会づくりの要となる考え方とも合致する。

このパラスポーツの特徴をさらに追求し，参加条件を限界まで「ゆるめる」と誕生するのが「ゆるスポーツ」である。

たとえば，「イモムシラグビー」というのがある（写真 1）。1 チーム 5 人，各プレイヤーは胸から足先までをすっぽりと覆う「イモムシウェアー」を装着して，匍匐前進か，転がるか，のみで移動する。後は通常のラグビーのように，「トライ」すると得点が入り，多く得点したチームが勝つというルールだ。本当のラグビーなら絶対無理だが，イモムシラグビーなら，ラグビーボールに触ったこともない私やその友人たちでチームを組んでも，五郎丸選手率いるラグビー世界選手権代表チーム相手に得点できそうな気がする。

2020 年以降は，新型コロナウイルス感染症（COVID-19）が世界で猛威を振るい，スポーツ業界も大苦戦を強いられた。一方，「イモムシラグビー」などの「ゆるスポーツ」の振興を目指す一般社団法人世界ゆるスポーツ協会は，しなやかに，キャッチ

フレーズ「スポーツ弱者を，世界から無くす」ための活動を進めている。

　たとえば，コロナ禍の2020年夏に始動した「ARゆるスポーツ」プロジェクトでは，リモートワーク中の社員同士が，「距離」という制約を打ち破り楽しめるスポーツを続々とリリースしている。その競技種目の一つ，「まゆげリフティング」（写真2）では，オンライン会議アプリに追加した画像解析機能が，眉毛をリフトアップした回数を自動カウントする。制限時間内に何回リフトアップしたかで勝敗が決まる。これなら，眉さえ動けば，ウェイトリフティング世界一の選手にも，大企業の社長とも，互角に戦える[★2]。

★2　美容にもよさそうだ。

　スポーツは強さを目指すもの，強い者が讃えられるもの，と，私自身すり込まれてきたように思う。しかし，どうも違うようだ。少なくとも，近年，世界的な高齢化の進展や多様な生き方への理解が深まる中，スポーツの目的は「個人の心身の向上」という点に加え，「社会をよりよく変革させる」点が重視されるようになってきているようだ。スポーツの目的は，個人の心身の涵養を通じて，幸福で豊かな生活を営むことであり，それはすべての人の権利である，と「スポーツ基本法」には書かれている[★3]。「すべての人」が対象である点が重要だ。住む場所や心身の状態，認知症の有無にもかかわらず，スポーツを楽しみ，豊かな人生を送れるように社会を変えるのである。

★3　2011（平成23）年に公布・同年施行。前文で「スポーツは，心身の健全な発達，健康及び体力の保持増進，精神的な充足感の獲得，自律心その他の精神の涵（かん）養等のために個人又は集団で行われる運動競技その他の身体活動」と定義され，「スポーツを通じて幸福で豊かな生活を営むことは，全ての人々の権利」と明記されている。

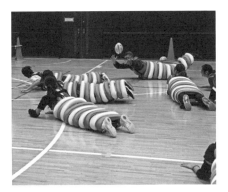

写真1　**イモムシラグビー**（世界ゆるスポーツ協会ウェブサイトより）
〈https://yurusports.com/sports/imomushirugby〉［2022.2.1］

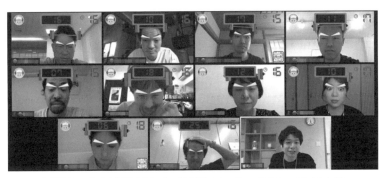

写真2　**まゆげリフティング**（世界ゆるスポーツ協会ウェブサイトより）
〈https://yurusports.com/sports/aryurusports/eyeblowlifting〉［2022.2.1］

スポーツにおける「強さ」とは、その競技種目が上手なこと。同様に、「弱さ」とは、その競技が下手なこと。したがって、同じ競技でも、ルールが変わると、今まで最強だった人が急にランキングを下げたり、思いがけない人が優勝カップをかっさらうような、どんでん返しが起きることもある。ルール、つまり「評価の軸」が変われば、弱さは弱さではなくなるのだ。「イモムシラグビー」では、ルールを変えることによって、五郎丸選手の丸太のような太腿から繰り出されるキックを無力化してしまうことで、運動不足の私やスポーツ嫌いの娘にも「勝てるかも」という希望と活躍のチャンスを与えてくれるし、「まゆげリフティング」で認知症のある人が優勝することも十分ありうるだろう。

COVID-19 の蔓延期間中、市民マラソン大会など、一般向けのスポーツイベントも軒並み中止されてきた。私は年 2 回のトレイルラン（山岳地域でのランニング競技）出場をモチベーションにジョギングなどをしているのだが、おかげですっかり運動不足になり、体重も増えた^{★4}。誰もが不自由な状態に置かれる中で、「顔だけでできる」「遠隔でも競える」スポーツを続々と生み出す「ゆるスポーツ」は、強さや弱さに関する「常識」や「高齢者と若者が同じスポーツ競技で互角に競うなんてありえない」といった、「この人にスポーツは無理」というような、ケアの対象者へのステレオタイプをぶち壊してくれる。ケアの対象者にも、「私がスポーツなんてありえない」というセルフスティグマが瓦解する機会を与えてくれる。また、それが、ルールを変えることで解決できるという希望を与えてくれる。

本書のテーマである「認知症との共生」を考える際にも、ゆるスポーツからの学びが役立つ。スポーツにおける「競技能力」は、認知症のケアについていえば「認知機能」、「競技ルール」は「（認知症にまつわる）社会制度やシステム」となる。さまざまな人々が競技に参加できるよう競技ルールを「ゆるめる」ように、認知機能にかかわらず、社会に参加しウェルビーイングを達成できるように、制度やシステムを見直していく作業をするのである。そのときの常識からすれば「弱い」人も、ルールを変えれば強くなる。皆のウェルビーイングが達成されるという目的を達成するための「強さ」を社会が手に入れることができる。

★4　半分, 言い訳。

2)　認知症のケアから、共生社会づくりへ

数ある疾病の中で、なぜ認知症ケアには「共生」が重要なのだろうか。「認知症施策推進大綱」をはじめ、各種施策でも「共生」の言葉が明記されている。認知症は、認知の機能障害（impairment）により、社会生活を営むという能力障害（disability）が生じている状態である^{★5}。

この認知にまつわる 2 つの障害に関連して、「共生」が重要な理由は 3 つある。つまり、① 認知症の機能障害を改善させる特効薬がないことと、② 認知症の能力

★5　障害は、「機能障害」と「能力障害」からなる（p.8 参照）。

障害は社会が決める部分が大きいことである。そして，③認知症のケアが社会の他の側面の変革へと波及する効果が期待できることである。

　まず1点目。認知症を引き起こす疾患には，遺伝に関わるものから，脳卒中や悪性腫瘍といった慢性疾患，そして外傷から感染症までさまざまである。そのいずれを原因とするものであれ，その原因を取り除くことができない限り，認知症の症状を根本的になくすことはできない。認知症の発症に関係しているとされるアミロイドβ蛋白の蓄積メカニズムをねらいとした治療薬開発への果敢なチャレンジは続いているが，難航しているといわざるをえない。

　そのため，これが2点目に関連するのだが，現在推奨される認知症の「治療」のほとんどは，本人を取り巻く環境整備により，能力障害（disability）を減らすことをねらいとしている。三次予防，つまり残存機能で社会生活を送れるためのリハビリテーションや原因疾患の再発防止によるさらなる重症化予防である。

　日本神経学会の「認知症疾患診療ガイドライン」[2]の第3章「治療」は，まず「認知症診断後の介入，サポートはどうあるべきか」というセクションで始まり，薬物療法はその次に書かれている。認知症診断後の介入やサポートについてのセクションでは，「当事者が安心して将来に備えるために，診断後の早い段階から生活に役立つ情報や社会資源に関する情報を提供し，将来計画を考えるための実際的支援を行うことが必要」と書かれ，その海外の先進的な事例の要素を，以下のように整理して紹介している。

① 疾患を理解し症状に対処するのに役立つ指導を行う。患者支援ネットワークにつながるよう促すことが重要で，これは患者を医療機関につなげる従来型の支援から，当事者や社会のネットワークで支えるモデルへの転換を意味する。

② 患者がもともと属していた職場などのコミュニティへのつながりを維持する支援を行う。本人の社会におけるネットワークを維持し，周囲からの支援を最大化し，孤立を回避し，QOLを高め，将来の介護サービスへの依存を減少させる。

③ 自分以外の当事者である「仲間」同士のつながりと相互支援を促す。同じ困難に直面する仲間との顔の見える関係は，生活の問題に対処し，病気とともに生活していく気持ちを維持するうえで非常に有効である。患者団体等が運営する認知症カフェもこの一例である。

④ 自分の将来に関する希望などを文章に残すための支援を行う。必要に応じて，代理人を設定することも考慮する。

⑤ 自分の展望で自分の介護のあり方を計画することを支援する。

多くの精神疾患や心身の障害へのケアと同様，手術や抗生剤のような強力な生物医学的な治療法がない認知症に対して「診療ガイドライン」が紹介しているのは，いわば個々の患者という「点」へのケアにとどまらず，地域コミュニティの中での多職種が連携して形成される「面」的な支援的環境を構築することである。

そして，3点目，認知症のケアが社会の他の側面の変革へと波及する効果が期待できる，という点，これが「共生社会づくり」との接点となる。

「ケア」の定義はさまざまあるが，いたわりや配慮の気持ちをもって個人に対して行う一連の行為であり，その個人が自分らしい生き方を続けられることを目指しているといってよいだろう。ナーシングケア・プライマリケア・地域包括ケアなど，看護や医療，介護の分野で頻繁に使われてきたこの「ケア」のあり方が，今大きく変容しようとしている。あるいは，ケアの活動が社会全体に広がっていった先に目指すゴールが明確になってきた，といってもよいだろう。

障害者へのケア，高齢者へのケア，認知症へのケアという，個々のケアに必要な資源や仕組みには多くの共通点がある。たとえば，介護のケアといえば，地域包括ケアが推進されており，地域包括支援センターを核として，高齢者を支える地域の多組織・多職種の連携の仕組みづくりが進んでいる。この仕組みは，高齢者ではない，若年の認知症の人にも活用できるし，在宅療養や障害者ケア，就労支援などのためのさまざまなネットワークを基盤としたシステムともオーバーラップする。後述するように，縦割りを超えた多様で重層的な部門間の連携が進み，「コミュニティの組織化」が進む，つまり，地域社会が「ワンチーム」のように効果的に機能しやすくなる。そうなると，個々人がもつ潜在的な能力を活かし，本人らしく，社会の中で役割を担い生きていくための資源やルールが構築されやすくなり，すべての人が，特定の軸で見た場合の「強さ」「弱さ」という基準を超えて，相互に支え合い，役割をもち，豊かに生きていける社会，つまり，共生社会ができる。

3) 共生社会づくりに関する国内の動向

2016年6月2日に閣議決定された「ニッポン一億総活躍プラン」において，地域共生社会が定義されている。すなわち，「子供・高齢者・障害者など全ての人々が地域，暮らし，生きがいを共に創り，高め合うことができる社会」である。その後の官・民の議論を経て，2017年の厚生労働省「我が事・丸ごと」地域共生社会実現本部は，「地域共生社会とは，制度・分野ごとの『縦割り』や『支え手』『受け手』という関係を超えて，地域住民や地域の多様な主体が参画し，人と人，人と資源が世代や分野を超えつながることで，住民一人ひとりの暮らしと生きがい，地域をともに創っていく社会」と定義している（図1）。

2020年には，地域共生社会の実現に向けた法整備として，社会福祉法の一部を改正する法律（令和2年法律第52号）が制定された。社会福祉法の中に新たに「地

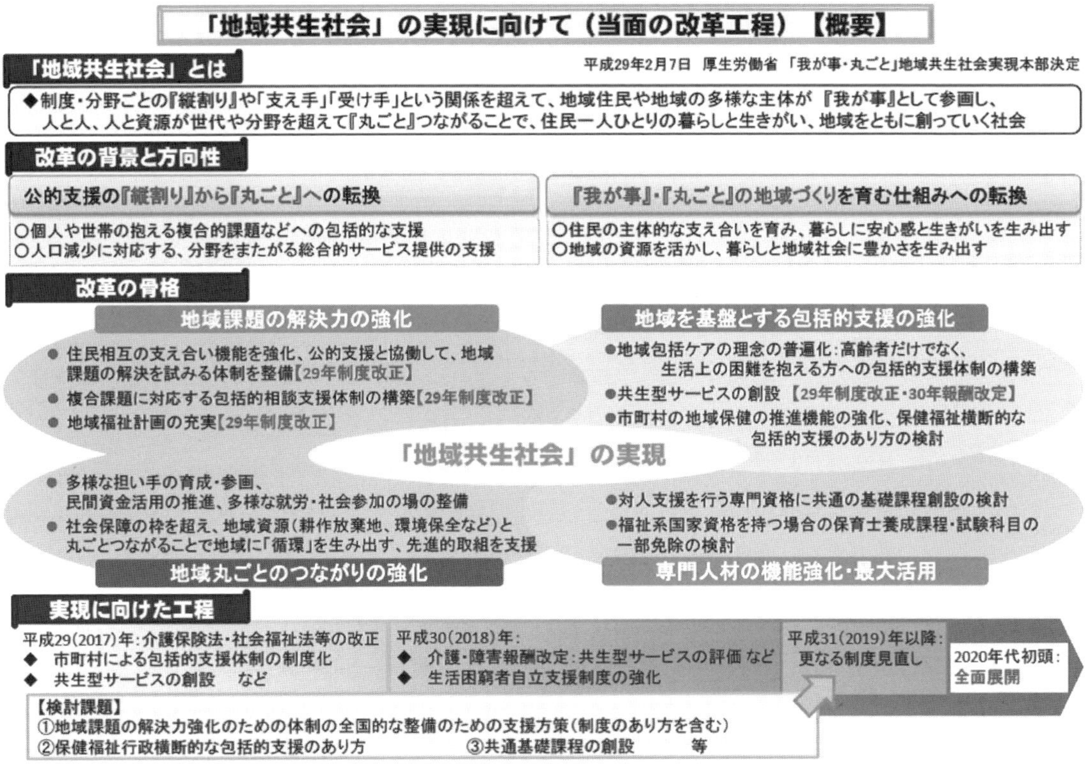

「地域共生社会」の実現に向けて（当面の改革工程）【概要】

「地域共生社会」とは

平成29年2月7日 厚生労働省「我が事・丸ごと」地域共生社会実現本部決定

◆ 制度・分野ごとの『縦割り』や「支え手」「受け手」という関係を超えて、地域住民や地域の多様な主体が『我が事』として参画し、人と人、人と資源が世代や分野を超えて『丸ごと』つながることで、住民一人ひとりの暮らしと生きがい、地域をともに創っていく社会

改革の背景と方向性

公的支援の『縦割り』から『丸ごと』への転換
○ 個人や世帯の抱える複合的課題などへの包括的な支援
○ 人口減少に対応する、分野をまたがる総合的サービス提供の支援

『我が事』・『丸ごと』の地域づくりを育む仕組みへの転換
○ 住民の主体的な支え合いを育み、暮らしに安心感と生きがいを生み出す
○ 地域の資源を活かし、暮らしと地域社会に豊かさを生み出す

改革の骨格

地域課題の解決力の強化
● 住民相互の支え合い機能を強化、公的支援と協働して、地域課題の解決を試みる体制を整備【29年制度改正】
● 複合課題に対応する包括的な相談支援体制の構築【29年制度改正】
● 地域福祉計画の充実【29年制度改正】

地域を基盤とする包括的支援の強化
● 地域包括ケアの理念の普遍化：高齢者だけでなく、生活上の困難を抱える方への包括的支援体制の構築
● 共生型サービスの創設【29年制度改正・30年報酬改定】
● 市町村の地域保健の推進機能の強化、保健福祉横断的な包括的支援のあり方の検討

「地域共生社会」の実現

● 多様な担い手の育成・参画、民間資金活用の推進、多様な就労・社会参加の場の整備
● 社会保障の枠を超え、地域資源（耕作放棄地、環境保全など）と丸ごとつながることで地域に「循環」を生み出す、先進的取組を支援

地域丸ごとのつながりの強化

● 対人支援を行う専門資格に共通の基礎課程創設の検討
● 福祉系国家資格を持つ場合の保育士養成課程・試験科目の一部免除の検討

専門人材の機能強化・最大活用

実現に向けた工程

平成29(2017)年：介護保険法・社会福祉法等の改正
◆ 市町村による包括的支援体制の制度化
◆ 共生型サービスの創設 など

平成30(2018)年：
◆ 介護・障害報酬改定：共生型サービスの評価 など
◆ 生活困窮者自立支援制度の強化

平成31(2019)年以降：
更なる制度見直し

2020年代初頭：
全面展開

【検討課題】
① 地域課題の解決力強化のための体制の全国的な整備のための支援方策（制度のあり方を含む）
② 保健福祉行政横断的な包括的支援のあり方　　③ 共通基礎課程の創設　　等

図1　「地域共生社会」の実現に向けて（厚生労働省「地域共生社会のポータルサイト」より）

域福祉の推進」という項目が加えられ，第4条として，「地域福祉の推進は，地域住民が相互に人格と個性を尊重し合いながら，参加し，共生する地域社会の実現を目指して行われなければならない」と記載された。

「ケア」という言葉が，ケアする側とケアされる側を想定しており，通常，ケアされる側は何らかの課題や困難を抱えている人を示している。一方，地域共生社会の概念にはケアの方向性の定義はなく，「強さ」や「弱さ」といった線引きもない。その人がもつ困難や障害，疾病にかかわらず，すべての人が社会の中で役割をもち，支え合いで成り立つ社会の一員として参加していく姿を目指している。疾病や障害の有無で線引きすることなく，誰もが活用可能な，すべての人のためのユニバーサルな支え合いの環境をつくるのである。

地域共生社会の議論は，地域包括ケアシステム構築の議論に上乗せさせる形で進んできた。前述のように，地域包括ケアシステムは高齢者施策から始まった。地域包括ケアシステムとは，「高齢者の尊厳の保持と自立生活の支援の目的のもとで，可能な限り住み慣れた地域で，自分らしい暮らしを人生の最期まで続けることができるよう」な「地域の包括的な支援・サービス提供体制」のことであり，国は高齢化の進展を受け，「2025年（令和7年）を目途に，このシステムを全国に構築する」というゴールを設定している。

ところが，対応すべき課題は高齢化だけではない。程度や種類の差こそあれ，私たちの誰もが，あらゆる世代が，ケアを必要としている。2000年代から活動を続けてきた「地域包括ケア研究会」は，地域包括ケアと地域共生社会との関係について，「『地域共生社会』とは，今後，日本社会全体で実現していこうとする社会全体のイメージやビジョンを示すものであり，高齢者分野を出発点として改善を重ねてきた『地域包括ケアシステム』は『地域共生社会』を実現するための『システム』『仕組み』である」と概念を整理している[3]。全世代型の地域包括ケアシステムづくりを進めていくことが，地域共生社会へとつながるということだ。

　また，「一方的に支えられている」という状態で精神的に満たされる人は少ないだろう。後述するように，幸福やウェルビーイングには，誰かをケアしたり周囲や社会の役に立っているという感覚（ユーダイモニア：eudaimonia）が必要だろう。地域共生社会が目指しているのは，認知症の有無にかかわらず，すべての人が支え手であり，受け手として支え合う社会である。

4）　「健康の社会的決定要因モデル」から考える共生社会づくりの進め方

　「健康の社会的決定要因モデル」とは，図2に示すように，健康が多重レベルにわたる社会的な要因の影響を受ける，とする健康の概念モデルである。社会の制度や文化，経済の動向，といった，マクロな社会環境が，個人の社会関係・社会経済状況・生活する地域の住環境に影響を与え，私たちの健康行動や疾病リスクを規定する，とする考え方である。たとえば認知症であれば，認知症の主要因の一つである脳卒中のリスクとなる食生活になりがちな環境で暮らしているかどうかによって，日々の食生活が変わり，認知症へのなりやすさが決まる。

　また，認知症と診断されるか否かも，社会環境の影響を受ける。支援的な環境が十分備わっている地域であれば，認知機能の障害（impairment）があっても，地域で生活する上での不便が目立たなくなる。そのため，能力障害（disability）に気づ

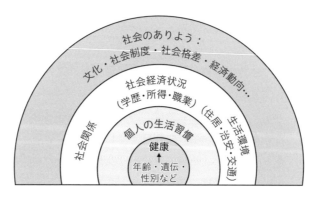

図2　**健康に影響を与える多重レベルにわたる要因**
さまざまな社会的な要因が含まれている。

かれにくい。気づいていても，医療や介護サービスを利用する必要がなければ受診しないため，認知症と診断されないこともあろう。ある意味，認知症を「発症」するか否かは社会によって決まる部分もある。したがって，認知症のケアも，健康の社会的決定要因への対応法を参考にして進めることができる。

　世界保健機関（WHO）は，健康の社会的決定要因への対応として，① 生活環境の改善，② 組織連携（ガバナンス）の推進による不公正な資源分配の是正，③ 健康格差の評価と活動の効果のアセスメントという3点を強く推奨している。地域包括ケアシステムの考え方には，この3点がしっかりと組み込まれている。誰もが安心して生活できるように，多様な組織との連携を進めて生活環境を整えていくことが地域包括ケアシステムづくりの基本であり，その先の共生社会づくりにつながる。認知症のある人も安心して生活できるように生活環境を改善するために，組織同士，専門職同士が連携していくことが重要だ。

　WHO推奨の③「評価」についても，地域包括ケアは「介護予防・日常生活圏域ニーズ調査」の活用による市区町村レベル・包括圏域レベルでの地域の実態把握に加え，自治体の活動内容の評価と「見える化」も進んでいる。都道府県・市区町村・地域包括支援センターという3レベルの取り組み内容の評価スコアに基づく保険者努力支援制度も誕生した。取り組み状況の評価（とその結果）に基づく，いわゆるインセンティブ交付金の支給制度である。共生社会づくりについても，その評価指標の策定に向けた研究プロジェクトが進められている[4]。

5）　それぞれの「場」同士をすり合わせ，効果的な共生社会づくりのマネジメントを

　地域共生社会づくりに向けては，ライフステージごとのさまざまな課題があり，前述の「地域包括ケア研究会」は，その解決のための重要な取り組みとして，官・民の垣根を越えて課題や目標，取り組みを共有し，地域マネジメントを推進するための「場」をつくることが重要，としている（図3,4）[3,4]。

　こういった「場」が重要なのは，ネットワークには創発特性が備わっているからである。創発特性とは，1つの組織や1人の専門職では発揮できない力が，ネットワークを形成することで発揮されることをいう。1人では解決できないこと，力不足と思われることも，つながり合い，相互の知恵や資源を活用し合うことで，時には思いがけないような効果が生まれることがある。

★6　逆効果となる場合も当然ありうる。つまり，合計が100未満になったり，マイナスとなること。

　1人あたり10の成果が生まれるとすると，10人がバラバラに取り組んだ場合，合計では100の成果となる。しかし，10人が「場」によってつながり合うことで成果の合計が150や200，場合によっては1,000もの成果となることもありうる★6。これが創発特性である。

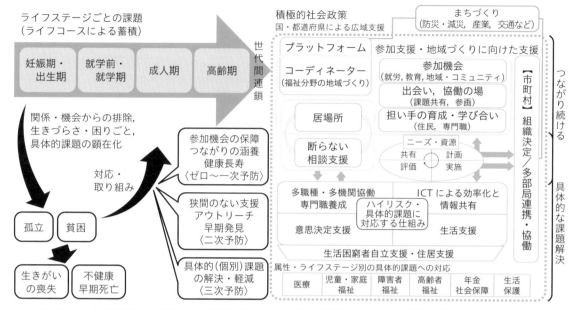

＊ライフステージを通じて人はさまざまな課題に直面する。個人や世帯のニーズの複雑化・複合化により，これまでの縦割りの制度・支援では課題に対応しきれなくなっている。また，いったん課題が重篤化してしまうと，生活状況の改善・安定は困難になりがちである。属性によらないライフステージを縦断した包括的・継続的な支援を可能とする体制の構築と，生きがい・健康増進に寄与する多様な参加機会の保障された，つながりの豊かな地域・社会が求められる。

図3　共生社会の評価指標づくりに向けたライフステージごとの課題と対応・取り組みの整理概念図[4]

★7　社会的凝集性（social cohesion）という。

　つながりを資本としてとらえる「ソーシャルキャピタル」論によれば，つながることで発生する創発特性は，ネットワーク内の連帯，つまり構成員同士の結束と信頼，そして助け合いの規範が強まるほど，高まる[5][★7]。効果的な「場」づくりにより地域内の組織や人々の凝集性が高まることで，地域包括ケアシステムづくり，地域共生社会づくりは一層進みやすくなる可能性がある[6]。

　ある目的でつくった「つながり」は，ほかの目的にも応用できる。たとえば，「高齢者ケアのため」という目的で定期的に地域ケア会議を開催することで，関係する組織同士・専門職同士のつながりができる。するとこのつながりは，たとえば，生活困窮世帯の子ども支援や災害時の対応など，高齢者ケア以外のさまざまな地域課題の解決にも応用できる。会議の後の懇親会の場で，母子保健課から異動になったスタッフと意気投合して，高齢者による子どもの見守りの新たな仕組みのアイディアが生まれたりもする。

　「コミュニティの組織化」は，健康格差対策としてもきわめて重要だ。「場」の参加者同士で社会的に不利な人々の情報が共有され，その人々への効果的な対策についての話し合いが進み，実際の取り組みが進みやすくなる[6]。高齢者の介護予防のためのエビデンスづくりを進めている日本老年学的評価研究（JAGES）による疑似実験研究では，自治体に対してこうした「場」づくりの推進などのコミュニティの組織化（地域診断データを活用した組織連携や，「通いの場」の設置などの環境

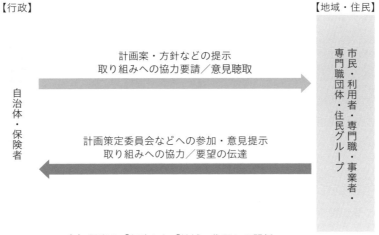

(a) 従来の「行政」と「地域・住民」の関係

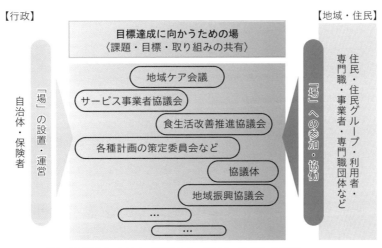

(b) 2040 年に向けた「行政」と「地域・住民」の関係

図4　地域共生社会実現のための「場」づくりによる地域マネジメント[3)]

整備）を支援した結果，地域診断データのみを提供した自治体に比べて，支援を提供した自治体では，男性高齢者の「通いの場」などへの参加が増加し[★8]，死亡率も低下した。その効果は，高所得者でも低所得者でも変わらずに見られた[7)]。

　注意すべきは，「場」が乱立して効率が悪くなる事態を招かないようにすることである。現在も，高齢者に向けた地域包括ケアのための「地域ケア会議」や「協議体」，生活習慣病対策のための食生活改善推進協議会など，さまざまな連携の「場」が運営されている。それぞれは，特定の目的を推進するための「場」だが，今後，地域包括ケアが全世代型となっていく中で，目的ごとに新たに「場」をつくってしまうと「場」が乱立して関係者が疲弊してしまうかもしれない。自治体職員だけでなく，住民も疲弊する。意欲ある地域住民のもとに，行政のさまざまな組織から「○○協議会」「△△連携会議」など，住民からすれば区別のつかないようなさまざまな会議体への参画依頼が複数舞い込んでいくような事態は避けねばならない。共生社会

★8　介護予防施策において，「通いの場」への男性の参加が少ないことは，課題の一つになっている。

1　認知症の共生社会づくり─ケアは，点から面，個から地域・社会へ─　11

づくりに向けては，こういった場を乱立させないための工夫も求められよう（図4）。

6） 認知症ケアが目指す「健康」とは

　認知機能の障害は完全には取り除けないため，疾病があることを問題と見なして，その問題を取り除くことを目的とした「医学モデル」に基づくケアを目指すと，行き詰まってしまう。WHOによる「健康とは，肉体的，精神的及び社会的に完全に良好な状態であり，単に疾病又は病弱の存在しないことではない」という健康の定義がしばしば批判されるのは，「完全に」という部分である。この定義に則れば，認知機能が低下していては，もはや「完全」ではなく不健康と見なされてしまうが，これだと認知機能の完全回復が望めないとなった時点で，思考停止に陥る。

　そのため，認知症のケアは，障害者ケアと同様，対象者の「機能」（ability）に着目し，現状に対しどのようなケアを施すことで本人に必要な機能を追加・増強できるか，というプラス思考でケアのゴール設定をする[★9]。国際生活機能分類（International Classification of Functioning, Disability and Health；ICF）[★10]では機能を「心身機能・身体構造」「活動」「参加」という3つの次元と「環境因子」「個人因子」に分け，これらの関連により「健康状態」が決まるとしている（図5）。地域包括ケアは，ICFにおける環境因子としての「コミュニティの環境」を整備することで，ケアの対象者の心身機能・活動・参加を最大限に可能とすることを目指すものといえる。

　機能を追加する，というプラス思考のケア概念は，世界レベルの高齢化対策にも反映されている。2020年12月，WHOの提案に基づき，国際連合は2021年からの10年間を「健康な高齢化の10年」（Decade of Healthy Ageing）と定めた決議を採択した。世界レベルで高齢者への理解を深め，高齢者の健康維持や社会参加の促進，権利擁護や差別の撤廃に向けた活動を推進するために「政府，市民社会，国際機関，専門家，アカデミア，報道機関，民間セクター等の協調行動を促す」としている[★11]。この10年の推進のコアとなるのがWHOのHealthy Ageingの取り組みである。この取り組みは，ICFと同様，健康をマイナス評価するのではなく，「能力（ability）を伸ばすために社会がどう支援するか」というように，プラス方向に

★9 公的サービスによる認知症の具体的なケアについては，I-第3章に譲る。

★10 厚生労働省のウェブサイトに「国際生活機能分類ー国際障害分類改訂版ー」（日本語版）が掲載されている。
https://www.mhlw.go.jp/houdou/2002/08/h0805-1.html
[2022.2.1]

★11 世界中で高齢者の地域包括ケアを進めよう，ということだ。ワクワクする。
参照：外務省ウェブサイト https://www.mofa.go.jp/mofaj/ic/ghp/page23_003244.html [2022.2.1]

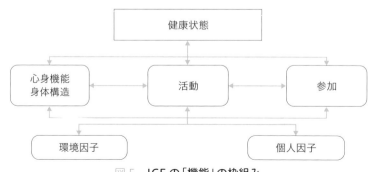

図5　ICFの「機能」の枠組み

健康をとらえている[8]。人々がもっている心身の潜在的な能力も，それを発揮できる，つまり，能力が機能する（functioning）か否かは，本人を取り巻く環境に依存する。

　たとえば，聴力が衰えても，補聴器が容易かつ安価に手に入る社会であれば，今までと同様に生活でき，難聴はもはや生活上の問題ではなくなる。同じように，認知症でも安心して買い物ができたり，万一外出中に帰路がわからなくなっても安全に帰宅できるような，地域の中での見守りと支援のネットワークが備わっていれば，認知機能の衰えに絶望するような場面は減る。WHOは，高齢者へのケアを，本人がもっている「内在的能力」（intrinsic capacity）を引き出すために社会が提供する保健や介護，福祉の支援の仕組みを構築するという環境整備により，「機能的能力」（functional ability）を最大限に引き出すことをゴールとしている（図6）。

　オランダを発祥とする「ポジティヴ・ヘルス」（positive health）も，健康を「能力」（ability）ととらえ，かつそれを個人へのケアからコミュニティづくりにまで実践的に応用するシステムを構築している点で画期的だ。ポジティヴ・ヘルスを提唱した家庭医 Machteld Huber 氏らは，健康を「社会的，身体的，感情的な問題に直面したときに適応し，本人主導で管理する能力」（Health as the ability to adapt and to

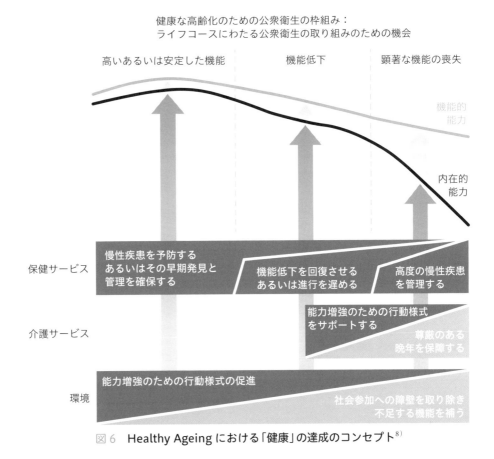

図6　**Healthy Ageing における「健康」の達成のコンセプト**[8]

self-manage, in face of social, physical and emotional challenges）と定義している[9]。

ポジティヴ・ヘルスは，健康を6つの軸でとらえている。すなわち，

- **身体の状態**：健康的と感じる，体調がよい，調子の悪い部分や痛みがない，睡眠の状況，食事の状況，身体の状態，身体活動
- **心の状態**：記憶できる，集中できる，意思疎通できる，朗らかでいられる，自己受容できる，変化へ対応できる，物事をコントロールできる
- **いきがい**：いきがいをもてる，生きる意欲がある，理想を追える，確信をもてる，日々の生活を受け入れられる，感謝の心をもてる，生涯にわたり学んでいる
- **暮らしの質**：楽しめる，幸福である，気持ちがよい，バランスがとれていると感じる，安心できる，住まいが快適である，十分にお金がある
- **社会とのつながり**：他の人と連絡をとっている，尊重してもらえている，楽しみを分かち合う仲間がいる，他の人から助けを得ている，自分の居場所がある，やりがいのある活動がある，社会に関心を向けている
- **日常機能**：自分の面倒を見ることができる，自分の限界を知っている，健康についての知識がある，時間を管理できる，金銭を管理できる，働ける，支援を求めることができる

である（日本語訳：筆者）。

これを図示したのが「スパイダーネット」と呼ばれる図である（図7）[9]。これは，自身の機能や状態をアセスメントして，ケアの提供者とコミュニケーションをとる

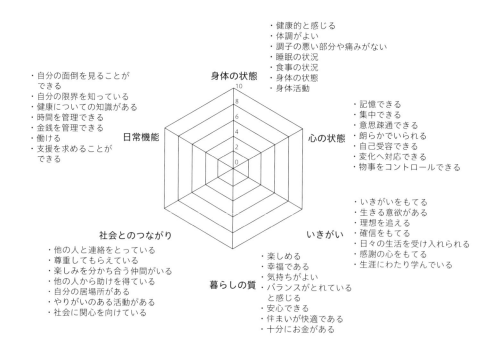

図7　ポジティヴ・ヘルスをアセスメントするための「スパイダーネット」（文献[9]により作成）

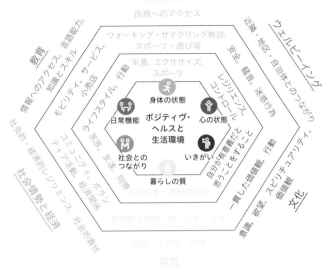

図8　**Bolk モデル**（©Louis Bolk Institute；堀田聡子氏訳）

ためのツールである。各軸に得点を付けてその点を結ぶと，よくあるレーダーチャートのように6つの辺をもった図形が描ける。

医療者目線で見ると，その図の面積が大きいほどよいと考えがちだが，それは，このツールの意図する使い方に反する。ポジティヴ・ヘルスの実践では，必ずしも面積を最大にすることを目指す必要はない。ケアは「本人主導」であり，本人の目指す生活の達成が目的であって，たとえ面積が小さくても，本人が「社会的，身体的，感情的な問題に直面したときに適応」できているならば，それでよい，とする[12]。目指すのは，スパイダーネットを描くという作業をしながら，本人とケアの提供者とが対話し，必要なケアを共に作り上げていくことである。

この考えは，Amartia Sen 氏のケイパビリティアプローチからも支持される。自由の確保の原則のもと，本人が善く生きるために必要な機能は人それぞれであり，画一的に社会があるべき姿を押しつけたり，特定のスコアを用いて集団単位で評価したりするべきではないとしている[10]。

ルイ・ボルク研究所は，この個人のケア創成のためのツールをコミュニティデザインに応用するためのツール「Bolk モデル」を提案している（図8）[13]。その地域の人々が，本人が目指したいスパイダーネットの形を達成できるように，コミュニティをどうデザインすべきかについて，当事者や自治体，その他の利害関係者同士が話し合い，どのような取り組みを進めていくかを共に考え，行動していくといった使い方ができる。たとえば，前述のような共生社会づくりに向けた「場」の定期会議で活用できそうだ。

★12　ただし，本人が利用できる資源が限られていると，本人の判断にも限界が生じてしまうため，十分な意思決定支援が必要である。

★13　https://www.louisbolk.nl/projecten/positieve-gezondheid-en-leefomgeving［2022.2.1］

7) 共生社会づくりを合言葉に，ケアを「脱医療化」しよう

　認知症ケアでは，認知機能の回復を目指すのではなく，本人がもちうる能力を機能に変えるための環境整備がゴールとなる。認知機能が低下しても，社会の中で役割を担い，本人のウェルビーイングが達成される社会の仕組みをつくれば，その仕組みは，認知症だけではなく，さまざまな心身機能の課題を抱えている人々のためにも役立つ仕組みとなりうるし，今は課題を抱えていない人々が将来必要とする仕組みにもなる。

　つまり，認知症ケアとそのための共生社会づくりは，ケアの担い手が医療や介護を偏重してきた現状から脱皮し，善き生を送るための支え手を社会全体へと広げ，疾病のケアを医学モデルから社会モデルへと変えていくための試金石といえよう。共生社会づくりを合言葉に，認知症へのケアを通じてケアの「脱医療化」を進めよう。

　ケアの起点は一人一人への対応であるが，ケアのために必要なネットワークの構築を進めた先には，社会の変革が待っている。認知症の有無にかかわらず，誰もが役割をもって参加する社会づくりが進む。そのように，目の前の患者や住民への対応を通じて，社会にまなざしを向け，一つ一つのケアの事例の積み重ねとそのための仕組みづくりが，社会全体の改善につながることを意識しながら，それぞれの立場で何ができるかを考え，取り組んでいきたい。

〔近藤尚己〕

第1章　引用文献

1）Internatinal Paralympic Committee（2014）：What are the Paralympic values?
〈https://www.paralympic.org/feature/what-are-paralympic-values〉
Retrieved from〈https://www.paralympic.org/feature/what-are-paralympic-values〉［2022.2.1］
2）日本神経学会監修，「認知症疾患診療ガイドライン」作成委員会編集（2017）：認知症疾患診療ガイドライン 2017.
〈https://www.neurology-jp.org/guidelinem/nintisyo_2017.html〉［2022.2.1］
3）三菱 UFJ リサーチ＆コンサルティング（2017）：地域包括ケア研究会報告書—2040 年に向けた挑戦（平成28 年度厚生労働省老人保健健康等事業「地域包括ケアシステム構築に向けた制度及びサービスのあり方に関する研究事業」報告書）.
〈https://www.murc.jp/sp/1509/houkatsu/houkatsu_01/h28_01.pdf〉［2022.2.1］
4）日本老年学的評価研究機構（2020）：地域共生社会の実現に向けた成果指標に関する調査研究事業—包括的な支援体制構築のためのプロセス評価の検討—（令和元年度厚生労働省生活困窮者就労準備支援事業費等補助金（社会福祉推進事業分）報告書）.
5）ロバート・D. パットナム（柴内康文訳）（2006）：孤独なボウリング—米国コミュニティの崩壊と再生. 柏書房.
6）Minkler, M.（2012）：Community Organizing and Community Building for Health and Welfare. 3rd ed., Rutgers University Press.
7）Haseda, M., Takagi, D., Kondo, K., Kondo, N.（2019）：Effectiveness of community organizing interventions on social activities among older residents in Japan: A JAGES quasi-experimental study. *Soc. Sci. Med.*, 240（July）, 112527.
doi:10.1016/j.socscimed.2019.112527
8）WHO 神戸センター訳（2015）：要旨 高齢化と健康に関するワールド・レポート.
〈https://apps.who.int/iris/bitstream/handle/10665/186468/WHO_FWC_ALC_15.01_jpn.pdf;jsessionid=6A3D2113DC8F5A370449241D0D868B25?sequence=5〉［2022.2.1］
9）Huber, M., Knottnerus, J. A., Green, L., Horst, H. v. d, Jadad, A. R., Kromhout, D., *et al.*（2011）：How should we define health? *Brit. Med. J.*, 343：d4163.
doi:10.1136/bmj.d4163
10）アマルティア・セン（1999）：不平等の再検討 潜在能力と自由. 岩波書店.

共生社会づくりへの医療の参加を促す取り組みとして，「社会的処方」が注目されている。「つながりがクスリになる」「社会とのつながりを処方する」といった意味合いの言葉だ。医師が患者に内服薬を処方し，しっかり飲むように指導する，というように，患者に対して一方的につながりを提供するのではない。患者に寄り添い，患者が主体的に自分に必要なつながりを見出すプロセスに伴走すること，そして，「つながり」という資源で力を与えるための仕組みを患者と共につくっていくことを目指している。

　医療の現場では，孤独や貧困といった社会的な課題を抱える患者に出会うことが多々ある。実はそういった課題を抱えているかもしれないが，短い外来診療では気づかない場合もある。社会的処方は，患者を心身の健康だけでなく社会生活面まで全人的にアセスメントし，患者の主体的な意思決定に基づき，「つながりづくり」に伴走する活動である。

　イギリスが国を挙げて推進し始めたことで，社会的処方が世界的に注目されるようになってきた。イギリスではそのための専門職を「リンクワーカー」と称して，その人材育成を進めている。イギリスの社会的処方ネットワーク（Social Prescribing Network）は，社会的処方の基本理念として，「人間中心性（person-centredness）」「エンパワメント（empowerment）」「共創（co-production）」の3つを掲げている。

　認知症の治療は「早期診断・早期絶望」などと揶揄されることがある。医学モデルの考えに基づき，「特効薬はありません」とだけ伝えて患者を帰すのではなく，社会モデルに基づき，認知症にかかわらず本人らしく生活を送れるための福祉や地域活動とのつながりをコーディネーションすることが重要であることは，本章の2）で紹介した「認知症疾患診療ガイドライン」にも記載されている。

　たとえば，「認知症カフェ」の紹介は，認知症患者への社会的処方の典型例である。本書で豊富に紹介されている認知症患者の就労支援や見守りのネットワークのような活動へと患者をつないでいくことも，社会的処方の活動である[1]。

　医療の現場では，患者が複雑な社会的課題を抱えており，それが原因となって病気が悪化しているような状況に出くわすことも多い。そのまま帰宅してしまえば，また病気になった生活に戻ってしまう，そう思っても，自分たちの力ではどうにもならないと感じ，やむをえず帰宅してもらうこともある。私自身，そんなモヤモヤを抱えながら臨床に携わり，医療のもちうる力の限界を実感してきた。つまり，社会的処方は，患者だけでなく医療者をエンパワメントすることにもなるのだ。

　一般的には，「社会的処方」は医療機関を起点とした活動のことを示す。しかし実際は，医療機関以外にもさまざまな地域での生活の場で，人々の社会的課題に気づくことがある。ケアを提供するためのネットワークを医療や介護の現場から，非医療的な組織にも広げること，また，患者の困りごとに気づき，生活に伴走していくためのネットワークに医療機関をつなぐことが最終的な目的である。社会的処方は，共生社会づくりの活動における，医療の関わりを強化するための一連の取り組みといえる（図）。

図　日本での社会的処方の仕組みの概念図（澤登久雄氏提供資料を西岡大輔・近藤尚己が一部改変）

　日本にも，社会的処方やそのための多職種・地域連携を進めている医療機関はある。とはいえ，労力と経験の蓄積が必要な取り組みでもあり，推進のための経営面やノウハウ面の支援が必要だ。そのための仕組みづくりの議論が進められている。

　社会的処方，という呼び名はケアの医療化を招きかねないと懸念する声もある。地域福祉の取り組みが医療制度に取り込まれることで弊害が起きるという懸念である。そのような仕組みになるのではなく，ケアに関わるすべての人と組織がエンパワメントされるためのシステムを構築することが期待される。

〔近藤尚己〕

topics　引用文献
1）日本医療政策機構, McCann Global Health（イチロー・カワチ, K. Viswanath, 近藤尚己監修）(2017)：認知症の社会的処方箋：認知症にやさしい社会づくりを通じた早期発見と早期診断の促進に向けた白書. 日本イーライリリー.
〈https://hgpi.org/research/747.html〉〔2022.2.1〕

日本における認知症・高齢者を取り巻く社会の現状と認知症施策

1) 高齢化の現状

　日本では，世界で類を見ない速さで高齢化が進んできた。65 歳以上の高齢者人口は，2020（令和 2）年 10 月 1 日現在で 3,619 万人，高齢化率は 28.8% であり，今後も上昇傾向が続く[1]。

　また，認知症の高齢者人口の将来推計に関する報告によれば，認知症高齢者の数は，2012（平成 24）年時点の約 462 万人から 2025（令和 7）年には約 700 万人に増加すると推計されている[2]。この推計に基づくと，2012 年に 15.5%（65 歳以上の高齢者の約 7 人に 1 人）だった認知症の有病率は，2025 年には 20%（約 5 人に 1 人）に増加することになる[3]。

2) 認知症ケアの変遷

　1960 年代～ 1970 年代において，老人病院や精神科病院などの施設が，認知症のある人の主な受け入れ先となっていた。「認知症は精神疾患だから医療の対象である」という認識のもと，家で暮らすことが難しくなった認知症のある人は，精神科病院に入院・収容されていた[4]。「問題行動」と呼ばれていた行動・心理症状（behavioral and psychological symptoms of dementia；BPSD）に対して，身体拘束や投薬による鎮静が用いられてきた。こうした状況は，1973 年に老人医療費無料化が実施されたことにより全国に多くの老人病院が開設され，社会的入院を助長してきたという社会的背景とも関連する[5]。

　1980 年代になると，徘徊や不潔行為など，認知症に伴って生じるさまざまな BPSD には，それぞれの背景や意味があることが認識されるようになり，身体拘束や隔離で問題を封じ込めようとする従来の対応から，個別の対応が模索されるようになった[5]。同時に，認知症のある人の主な暮らしの場は，病院から介護老人福祉施設（特別養護老人ホーム）などの介護施設に移ってきた。1984（昭和 59）年の「痴呆性老人処遇技術研修」の制度化によって，認知症のある人が特別養護老人ホームに入所できるようになり，認知症ケアに関する知識や実践が少しずつ蓄積されてきた[4]。

　しかし，当時の介護施設は大規模でプライバシーが保てない構造になっており，人里離れた場所に立地されているなど，地域社会と隔絶された環境であった。入所者のケアに関しても，定時の流れ作業的なオムツ交換や機械浴などが一般的であり，

一人一人の個別性に配慮した質の高いケアには程遠いものであった。

　一方で，それまで孤立無援になりがちだった家族介護者にも変化が生じてきた。1980（昭和55）年に「呆け老人をかかえる家族の会」（現「認知症の人と家族の会」：Ⅱ-第1章の3）を参照）が発足した。「家族の会」は，認知症ケアに取り組む家族などの全国的ネットワーク化を図り，交流会や研修活動を通じて認知症の理解・啓発を進めてきた[5]。また，一般市民の会として，専門家や施設，政府に対して，認知症当事者の側から発信することが難しい本人の代弁者として発信・活動してきたという点で大きな功績がある[4]。

　1990年代になると，認知症のある人を「人間に認知症という障害が加わっただけ」ととらえ，より普通に（認知症になる前と変わらないように）生活できるよう支援しようとする動きが出てきた。具体的には，①自宅のような環境のもとで，②小集団により，③「できること」を積極的に活用しながら支援するというものである。宅老所やグループホームにおける支援が発展してきた時期である[4]。

　そして2000（平成12）年の介護保険の導入以降は，認知症のある人を「全面的に支援が必要な対象」ととらえるのではなく，「1人の人間」として自立して生活できるよう必要な支援を行うという考え方へと変化してきた。住み慣れた地域の中で自分らしく生活するための支援として，グループホームに加え，小規模多機能型居宅介護や認知症対応型通所介護などの地域密着型サービスが利用できるようになった。また，後述する"Dementia Friendly Community"の構築に向けた取り組みも，認知症のある人が「主体的に生きる」ことを重視する中で進められてきたものである。

3）　日本における認知症施策

　次に，日本の認知症ケアに関する政策や制度の変遷を追う。日本における高齢者・認知症に関連する主な施策を表にまとめた。

　日本では，1970（昭和45）年に65歳以上の高齢者の割合が7%を超え，高齢化社会に突入したことにより，国の施策も高齢者対策を重要な課題として認識するようになった[6]。

　認知症に関連する施策として，

・1986年，厚生省（当時）に痴呆性老人対策本部の設置
・1989年，老人性痴呆疾患センターの創設（2006年廃止）
・1989年，「高齢者保健福祉推進10ヵ年戦略（ゴールドプラン）」の策定
・1994年，「高齢者保健福祉5ヵ年計画（新ゴールドプラン）」の策定
・1995年，高齢社会対策基本法の制定
・2000年，「今後5か年の高齢者保健福祉施策の方向（ゴールドプラン21）」の策定，介護保険制度・成年後見制度の創設

表 国の認知症関連施策（文献[6]に加筆）

1980 年代以降の認知症高齢者対策の体系的取り組み	
1982（昭和 57）年 11 月	「老人精神保健対策に関する意見について」（公衆衛生審議会）
1986（昭和 61）年	厚生省（当時）痴呆性老人対策本部の設置
1987（昭和 62）年	国立療養所における老人性痴呆に関する医療モデル事業
1988（昭和 63）年	老人性痴呆疾患治療病棟・老人性痴呆疾患デイケア施設の創設
1989 年（平成元）年	老人性痴呆疾患センターの創設
ゴールドプラン期	
1989（平成元）年 12 月	「高齢者保健福祉推進 10 ヵ年戦略（ゴールドプラン）」の策定
1991（平成 3）年	老人性痴呆疾患療養病棟，老人保健施設痴呆専門棟の創設
1992（平成 4）年	痴呆性老人毎日通所型デイサービスの創設
新ゴールドプラン期	
1994（平成 6）年	「高齢者保健福祉 5 ヵ年計画（新ゴールドプラン）」の策定
1995（平成 7）年	高齢社会対策基本法制定
1997（平成 9）年	痴呆性老人グループホームへの運営費補助
ゴールドプラン 21 期	
2000（平成 12）年 4 月	「今後 5 か年の高齢者保健福祉施策の方向（ゴールドプラン 21）」の策定
	介護保険制度，成年後見制度の創設
	高齢者痴呆介護研究・研修センターの運営開始
2003（平成 15）年 4 月	要介護認定ソフトの改訂（痴呆性対応）
2004（平成 16）年 4 月	厚生労働省老健局計画課に「痴呆対策推進室」を設置
	「痴呆」→「認知症」へ呼称変更
2005（平成 17）年	「認知症を知り地域をつくる 10 ヵ年」構想
2008（平成 20）年	認知症疾患医療センターの設置
オレンジプラン期	
2012（平成 24）年	介護保険法改正（認知症の人の自立支援規定）
	「今後の認知症施策の方向性について」公表
	→「認知症施策推進 5 か年計画（オレンジプラン）」策定
2015（平成 27）年	介護保険法改正（地域包括ケアシステムの中で認知症施策）
	「認知症施策推進総合戦略（新オレンジプラン）」策定
2019（令和元）年	「認知症施策推進大綱」閣議決定

＊本表においては，一般的用語としては「認知症」，特定用語としては当時のまま「痴呆」として使い分けている。

・2004 年，厚生労働省に「痴呆対策推進室」設置，「痴呆」から「認知症」に呼称変更

・2005 年，「認知症を知り地域をつくる 10 ヵ年」構想，認知症サポーター・認知症サポート医養成研修開始

・2008 年，認知症疾患医療センターの設置

・2012 年，介護保険法改正（認知症の人の地域における自立した日常生活の支援規定）

が行われてきた[6]。こうした流れから，高齢者全般に対する対策から，認知症に焦点を当てた対策へと具体化されていった経過が垣間見られる。

(1) 認知症施策推進 5 か年計画（オレンジプラン）

2012 年 6 月，厚生労働省認知症施策検討プロジェクトチームにより，「今後の認知症施策の方向性について」の報告書が公表され，その具体的施策として同年 9 月に「認知症施策推進 5 か年計画（オレンジプラン）」が策定された。

そこには，今後の認知症施策の基本的目標として，「認知症になっても本人の意

思が尊重され，できるかぎり住み慣れた地域のよい環境で暮らし続けることができる社会の実現を目指す」ことが掲げられた[6]。オレンジプランでは，基本的目標を実現するための下記7つの視点と，2017年度末を目途とする数値目標が示された。

【オレンジプラン7つの柱】
① 標準的な認知症ケアパスの作成・普及
② 早期診断・早期対応
③ 地域での生活を支える医療サービスの構築
④ 地域での生活を支える介護サービスの構築
⑤ 地域での日常生活・家族の支援の強化
⑥ 若年性認知症施策の強化
⑦ 医療・介護サービスを担う人材の育成

（2）認知症施策推進総合戦略（新オレンジプラン）

2013（平成25）年12月，イギリスのロンドンで「G8認知症サミット」が開催された。これは，世界的な高齢化とともに認知症の問題も国際化しているために各国が協力して認知症がもたらす諸問題の解決を目指すことを目的とするものであった[7]。ここで，認知症問題に共に取り組むための努力事項を定めた「宣言」および「共同声明」が合意され，公表された[8]。

それを受け，2014（平成26）年11月，厚生労働省，独立行政法人国立長寿医療研究センター，認知症介護研究・研修東京センターが共催する形で，G7各国の関係者などを集め，「新しいケアと予防のモデル」というテーマで「認知症サミットの日本後継イベント」を開催した[7]。このイベントの開会式で内閣総理大臣から認知症施策を加速させるための国家戦略の策定について発言があり，これを受けて，2015（平成27）年1月に「認知症施策推進総合戦略：認知症高齢者等にやさしい地域づくりに向けて（新オレンジプラン）」が策定された[8]。

新オレンジプランでは，「認知症高齢者等にやさしい地域づくり」を推進していくために，オレンジプランと同様に「認知症の人の意思が尊重され，できる限り住み慣れた地域のよい環境で自分らしく暮らし続けることができる社会の実現を目指す」ことを基本的な考え方とし，下記7つの柱が掲げられた[8]。

【新オレンジプラン7つの柱】
① 認知症への理解を深めるための普及・啓発の推進
   a. 認知症の人の視点に立って認知症への社会の理解を深めるキャンペーンの実施
   b. 認知症サポーターの養成と活動の支援

　c. 学校教育等における認知症の人を含む高齢者への理解の推進

② 認知症の容態に応じた適時・適切な医療介護等の提供

　a. 本人主体の医療・介護等の徹底

　b. 発症予防の促進

　c. 早期診断・早期対応のための体制整備

　　・ かかりつけ医の認知症対応力向上や認知症サポート医の養成等

　　・ 歯科医師・薬剤師の認知症対応力向上研修

　　・ 認知症疾患医療センター等の整備

　　・ 認知症初期集中支援チームの設置

　d. 行動・心理症状（BPSD）や身体合併症等への適切な対応

　　・ 循環型の仕組みの構築

　　・ 行動・心理症状（BPSD）への適切な対応

　　・ 身体合併症等への適切な対応（病院勤務の医療従事者向け認知症対応
　　　 力向上研修・看護職員認知症対応力向上研修）

　　・ 適切な認知症リハビリテーションの推進

　e. 認知症の人を支える介護の提供

　　・ 介護サービス基盤の整備

　　・ 良質な介護を担う人材の確保（認知症介護指導者養成研修・認知症介
　　　 護実践リーダー研修・認知症介護実践者研修・認知症介護基礎研修）

　f. 人生の最終段階を支える医療・介護等の連携

　g. 医療・介護等の有機的な連携の推進

　　・ 認知症ケアパスの確立

　　・ 医療・介護関係者等の間の情報共有の推進（認知症情報連携シート）

　　・ 認知症地域支援推進員の配置

　　・ 地域包括支援センターと認知症疾患医療センターとの連携の推進

③ 若年性認知症施策の強化

　　・ 若年性認知症の自立支援に関わる関係者のネットワークの調整役を担
　　　 う者の配置

④ 認知症の人の介護者への支援

　　・ 認知症の人の介護者の負担軽減（認知症カフェ等の設置）

　　・ 介護者たる家族等への支援

　　・ 介護者の負担軽減や仕事と介護の両立

⑤ 認知症の人を含む高齢者にやさしい地域づくりの推進

　a. 生活の支援

　b. 生活しやすい環境（ハード面）の整備

　c. 就労・社会参加促進

　d. 安全確保

- ・地域での見守り体制の整備
- ・交通安全の確保
- ・詐欺などの消費者被害の防止
- ・権利擁護
- ・虐待防止

⑥ 認知症の予防法，診断法，治療法，リハビリテーションモデル，介護モデル等の研究開発及びその成果の普及の推進
  - ・2015 年までに分子イメージングによる超早期認知症診断法を確立
  - ・2020 年までに日本初の根本治療薬候補の治験開始

⑦ 認知症の人やその家族の視点の重視
  a. 認知症の人の視点に立って認知症への社会の理解を深めるキャンペーンの実施
  b. 初期段階の認知症の人のニーズ把握や生きがい支援
  c. 認知症施策の企画・立案や評価への認知症の人やその家族の参画
  d. その他
    - ・早期診断後の適切な対応体制の整備
    - ・若年性認知症施策の強化

　オレンジプランが厚生労働省のみで検討されたのとは異なり，厚生労働省と関係府省庁（内閣官房，内閣府，警察庁，金融庁，消費者庁，総務省，法務省，文部科学省，農林水産省，経済産業省，国土交通省）との共同で作成されたこと，策定に当たり，認知症のある人やその家族など，さまざまな関係者から幅広く意見を聴取したことが特徴である[6]。

　新オレンジプランの柱の① 〜④はすでにオレンジプランで述べられていたものである一方，⑤ 〜⑦の柱は新オレンジプランにおいて新規に加えられたものであり，重要な特徴といえる[6]。

(3) 認知症施策推進大綱[9]

　認知症に関わる諸問題について，関係行政機関の緊密な連携のもと政府一体となって総合的に対策を推進することを目的として，2018（平成 30）年 12 月に「認知症施策推進関係閣僚会議」が設置された。「閣僚会議」での検討を経て，翌 2019（令和元）年 6 月に「認知症施策推進大綱」が閣議決定された[10]。日本で初めて内閣主導で策定された認知症国家プランである。

　その基本的な考え方は，「認知症の発症を遅らせ，認知症になっても希望を持って日常生活を過ごせる社会を目指し，認知症の人や家族の視点を重視しながら，『共生』と『予防』を車の両輪として施策を推進していく」とされている。これは，認知症になっても住み慣れた地域で自分らしく暮らし続けられる「共生」を目指し，

その障壁を減らしていく「認知症バリアフリー」（後述）などの取り組みを進めていくとともに，「共生」の基盤のもと，「通いの場」の拡充などの「予防」の取り組みを進めることとしたものである[10]。本大綱は，新オレンジプランを引き継ぐものであるが，特に「予防」に焦点が当てられている点がその特徴の一つである。

　本大綱では，新オレンジプランの7つの柱を再編し，下記5つの柱に沿って施策を推進することとしており，次のような，5つの柱それぞれについての具体的施策の方向性と施策ごとの目標（KPI）が示されている。

【認知症施策推進大綱 5 つの柱】
① 普及啓発・本人発信支援
② 予防
③ 医療・ケア・介護サービス・介護者への支援
④ 認知症バリアフリーの推進・若年性認知症の人への支援・社会参加支援
⑤ 研究開発・産業促進・国際展開

❶ 普及啓発・本人発信支援

　認知症に関する正しい知識をもち，できる範囲の手助けをする「認知症サポーター」の養成をさらに進めるとともに，学校教育等や認知症の人と関わる機会が多いことが想定される職種（小売業，金融機関，公共交通機関など）の従業員などを対象とする養成講座を拡大すること，また，地域包括支援センターや認知症疾患医療センターなどの認知症に関する相談体制の整備と周知の強化に取り組むこと，地域で暮らす認知症のある人本人が自ら自分の言葉で語り，前を向いて暮らしている姿などを発信していくこと，といった，認知症のある人と共に認知症の普及と啓発を進める方針が謳われている。

❷ 予防

　本大綱において，「予防」とは「認知症にならないこと」ではなく，「認知症になるのを遅らせる」または「認知症になっても進行をゆるやかにする」ことを意味するということが強調されている。地域において高齢者が身近に通える場を拡充するなど，認知症予防に資する可能性のある活動を推進することが謳われている。

　また，認知症予防に関するエビデンスの収集・分析による認知症予防のための活動の進め方に関する手引きの作成や，認知症予防に資すると考えられる民間の商品・サービスに関する評価・認証の仕組みの検討についても言及されている。

❸ 医療・ケア・介護サービス・介護者への支援

　認知症の早期発見・早期対応が行えるよう，かかりつけ医，地域包括支援センター，

認知症支援推進員，認知症初期集中支援チーム，認知症疾患医療センターなどのさらなる質の向上を図るとともに，これらの機関間の連携を強化することが謳われている。

さらに，BPSDの予防・適切な対応など，医療・介護従事者の認知症対応力が向上するための研修を，e-ラーニングの活用も含めて実施すること，また，人生の最終段階の支援において「認知症の人の日常生活・社会生活における意思決定支援ガイドライン」を活用することがすすめられている。

また，家族介護者の負担軽減のために，認知症カフェの活用や家族教室，家族同士のピア活動などの取り組みを推進することが目指されている。

❹ 認知症バリアフリーの推進・若年性認知症の人への支援・社会参加支援

認知症のある人の多くが，買い物や移動などのさまざまな場面で障壁があり，外出や交流の機会を減らしている実態がある。こうした日常のさまざまな場面で，認知症になってからもできる限り住み慣れた地域で普通に暮らし続けていくための障壁を減らしていく「認知症バリアフリー」の取り組みを推進していくことが謳われている。

地域支援体制の強化として，地域資源をつなぎ，地域支援体制や地域の見守り体制を構築することが掲げられている。特に，認知症のある人やその家族の支援ニーズに対して，認知症サポーターによる支援チームの具体的な支援につなぐ仕組み（チームオレンジ）を地域に構築することを目指す。

また，若年性認知症の支援策として，都道府県ごとの専門相談窓口の設置と若年性認知症支援コーディネーターの配置を推進し，若年性認知症の人への支援や相談に応じるとともに，企業やハローワークなどと連携した就労継続の支援を行うことや，社会的支援として，介護保険法における地域支援事業等の活用などにより，認知症のある人の社会参加活動を促進することも示されている。

❺ 研究開発・産業促進・国際展開

認知症発症や進行の仕組みの解明，予防，診断，治療，リハビリテーション，ケアなどに関して，さまざまな病態やステージを対象に研究開発を進めることが謳われている。

4）Dementia Friendly Communityを目指す取り組み

以上述べてきた施策の流れと並行し，Dementia Friendly Communityと呼ばれる，認知症があっても住みやすい社会を目指す取り組みが行われるようになってきた。以下，Dementia Friendly Communityの実現が重視されるようになった背景と，取り組みの内容を紹介する。

(1) 認知症に対する社会の偏見

「認知症になると何もわからなくなる」「認知症になったらもうおしまいだ」といった認知症に対する偏見（スティグマ）は，国内外を問わず社会に根強く存在している。

国際アルツハイマー病協会は，2019年に世界155の国・地域において認知症に関する意識調査を実施し，約7万人から得られた回答の結果を公表した。調査に回答した認知症のある本人（2.9%）の85%以上が，「自分の意見を周囲が真剣に受け止めてくれないことがある」と回答した。調査結果のレポートにおいて，「友人と何かするときに誘われなくなった」（アメリカ，50代男性），「医師は，私の診断について夫と話し合っているとき，私の存在を無視した」（南アフリカ，50代女性），「町内会の当番から外された」（日本，80代女性），「子どもたちが時々，私の将来についての私の決定をはねつけるように思える」（アメリカ，70代女性），「『あなたは認知症なんだから，何がわかる！』とまでいわれた」（オーストラリア，60代女性）といった具体的な内容が紹介されている[11]。

一方，認知症のある人を介護している家族の35%は，周囲に対して診断を隠した経験があり，一般の人の回答者（対象者全体の44.2%）の20.2%（日本19.7%）が，「自分が認知症であるとしたら，人に会うときそれを隠すようにする」と答えている[12]。

(2) 認知症のある人が生活する上でのトラブルや困りごと

認知症のある人が地域社会で生活する中で，さまざまなトラブルや困りごとに直面する。

たとえば，認知症のある人が外出したまま家に帰れなくなり，行方不明になるケースは多く発生している。警察庁の調査によると，2020（令和2）年の1年間の行方不明者はのべ77,022人であり，そのうち認知症に関わる行方不明者は17,565人で，年々増加傾向にある[13]。

また，認知症による理解力・判断力の低下した高齢者は，詐欺の被害にも遭いやすい。警視庁のデータによると，2020（令和2）年の特殊詐欺の被害は13,550件で，このうち65歳以上の高齢者が85.7%を占めている[14]。悪徳商法や悪質な訪問販売による被害も多く発生している。

一方，認知症のある人が自動車運転事故を起こし，加害者の立場になる状況も増えている。このような多様なトラブルに対応するため，社会において早急な対策が求められている。

また，認知症のある人は，警察が関与するようなトラブルには至らなくても，日常生活の中でさまざまな困りごとに直面している。そして，そうした困りごとによって，認知症のある人が日常生活の中で外出を控えたり，友人との交流の機会が少なくなってしまったりしている実態がある。国際大学が2015年に実施した調査によると，認知症になったことにより，「友人や知人と会う機会が減った」（69%），「電

車やバスなどの利用が減った」（68％），「買い物に行く機会が減った」（68％），「外食に行く機会が減った」（60％）というように，日常生活の変化を高い割合で経験していた。

日常生活の中で外出時に困っていることとしては，「駅構内で迷ったり，適切なバス停を探すのが難しい」（51％），「券売機や自動改札など機械操作が難しい」（50％），「標識や地図を理解するのが難しい」（48％），「道に迷うかもしれないという不安」（46％）という回答が多かった。

お金の管理に関しては，「現金をどこにしまったか忘れてしまう」（51％），「ATMの操作が難しい」（44％）ことに，友人・知人との交流においては，「電話や携帯電話，メールなどの通信機器を使うことが難しい」（44％），「ほかの人たちとのやりとりや会話についていけない」（39％）ことに困っているという回答が多かった。また，割合は高くないものの，「認知症であることを近所の人に知られたくない」（14％）と回答した対象者もいた[15]。

（3） Dementia Friendly Community に関する国内外の取り組み

認知症に対する偏見が社会に存在し，また，認知症のある人が日常生活においてさまざまな困りごとを抱える中で，前述の Dementia Friendly Community という考え方が注目されるようになった。

Dementia Friendly Community は，日本語では「認知症にやさしい地域」「認知症フレンドリー社会」[16]などと訳される。認知症に対する偏見の解消，差別の撤廃，認知症と共に生きる人々の包摂，社会参加の促進を目指す活動を表す用語[16]であり，「認知症があっても，日常生活や社会生活が不自由なく送れるような地域や社会」を指す[17]。

Dementia Friendly Community という言葉は，2001 年のスコットランド・アルツハイマー病協会（Alzheimer Scotland）のキャンペーン "Dementia Awareness Week" の中で作成されたガイドブック "Creating Dementia-Friendly Communities：A Guide" の中で最初に使われるようになった[16]とされる。

イギリスでは，2009 年に認知症国家戦略 "Living well with dementia" が発表された。この国家戦略を促進するため，産・官・学連携の Dementia Action Alliance（DAA）が設立された*。DAA は，まちの中で，認知症の取り組みを進める組織やグループが加盟し，目標を共有したり，複数の組織グループ同士が，協働でプロジェクトを実施したりするための産・官・学のプラットフォームである。認知症のある人本人・家族，行政，福祉関係者だけでなく，企業，商店，大学，まちづくりの NPO，公共施設など幅広い組織が参加していることが特徴である[18]。

2012 年には，認知症に関する市民啓発と地域づくり，さらなる認知症ケアの質向上，認知症研究の推進を課題とし，医療サービス提供事業者や研究機関，非営利団体，民間事業者が参画する形での政策推進を目指す "Prime Minister's Challenge

★ 日本でも実践されている（II- 第3章の1）を参照）。

on Dementia" が発表され，国家の主導のもと，さまざまな取り組みが推進されている。

　このほか，オランダやベルギー，台湾などの国・地域でも Dementia Friendly Community の取り組みが行われている[19]。

　日本では，2014 年に認知症の当事者が日本認知症本人ワーキンググループ（Japan Dementia Working Group；JDWG）を発足させ，「認知症になってから希望と尊厳をもって暮らし続けることができ，よりよく生きていける社会を創り出していくこと」を目的に活動することを宣言した[16, 20]。JDWG は，2015 年に本人ミーティングを提案し，日本全国に普及させる活動を展開した（Ⅱ-第 2 章の 1）を参照）。2017 年に認知症のある人本人に向けたガイドブック『本人にとってよりよい暮らしガイド――一足先に認知症になった私たちからあなたへ』を作成，2018 年に「認知症とともに生きる希望宣言」を表明するなど，当事者が参画し Dementia Friendly Community を実現する活動を展開している。

　以上，本章では，日本における高齢化に伴う社会の変化と認知症施策の現状について概観した。認知症のある人が地域で暮らすための制度や環境は整いつつあるが，偏見や無関心といった「心のバリア」は依然として存在する。

　現在，日本各地において，当事者が参画し，当事者の体験から Dementia Friendly Community を目指した取り組みが進められている[16]。今後，こうした取り組みを全国で組織的に展開することが，「地域共生社会」の実現に不可欠であろう。

　看護職は，地域のさまざまなメンバーと協働して，Dementia Friendly Community の構築に貢献することができる。Ⅰ-第 3 章では，すでに多くの看護職が活躍している，もしくは，看護職が連携できる公的サービスによる，認知症のある人に対する支援の現状と好事例を紹介する。Ⅱ では，Dementia Friendly Community を目指す活動における看護職やその他の専門職，地域のメンバーの実践および看護職に期待される役割について述べる。　　　　　　　　　　　　　　　〔五十嵐　歩〕

第 2 章　引用文献
1）内閣府（2021）：令和 3 年版高齢社会白書.
2）二宮利治（2015）：平成 26 年度厚生労働科学研究費補助金厚生労働科学特別研究事業「日本における認知症の高齢者人口の将来推計に関する研究」平成 26 年総括・分担研究報告書.
3）内閣府（2017）：平成 29 年版高齢社会白書.
4）宮崎和加子（2011）：認知症の人の歴史を学びませんか, 中央法規.
5）山梨恵子（2007）：わが国における認知症ケアの実情と課題：「認知症緩和ケア」を視点に. ニッセイ基礎研所報, （48）：67-93.
6）松下正明（2016）：【認知症の診断・臨床・治療とケア, 認知症の人の Well-being】これからの認知症施策に望むこと. 老年精神医学雑誌, 27（増刊Ⅰ）：31-36.
7）山川みやえ（2019）：4 章　自分らしく生きるためのさまざまなツールと取り組み. 山川みやえ, 土岐博, 佐藤眞一編, ほんとうのトコロ, 認知症ってなに？　大阪大学出版会, p.201-223.
8）堀部賢太郎（2019）：第 1 章　序論 2. オレンジプラン・新オレンジプランの現状と課題. 認知症の予防とケア, 長寿科学振興財団, p.43-52.
〈https://www.tyojyu.or.jp/kankoubutsu/gyoseki/ninchisho-yobo-care/index.html〉〔2022.2.1〕

9) 認知症施策推進関係閣僚会議（2019）：認知症施策推進大綱.
10) 菱谷文彦（2021）：認知症施策推進大綱に基づく「共生」と「予防」の取り組みについて. 日本認知症ケア学会誌, 19（4）：629-633.
11) 朝日新聞, 2019 年 9 月 21 日朝刊.
12) 朝日新聞, 2019 年 12 月 24 日朝刊.
13) 警察庁：令和 2 年における行方不明者の状況.
　〈https://www.npa.go.jp/publications/statistics/safetylife/yukue.html〉［2022.2.1］
14) 警視庁：令和 2 年における特殊詐欺の認知・検挙状況等について.
　〈https://www.npa.go.jp/publications/statistics/sousa/sagi.html〉［2022.2.1］
15) 国際大学（2015）：平成 26 年度老人保健事業推進費等補助金老人保健健康増進等事業「認知症の人にやさしいまちづくりの推進に関する調査研究事業」報告書.
16) 栗田主一（2020）：特集・認知症ケアのプラットフォーム：Dementia Friendly Community. 総合リハビリテーション, 48（10）：951-955.
17) 徳田雄人（2018）：認知症フレンドリー社会（岩波新書）, 岩波書店.
18) 国際大学グローバル・コミュニケーション・センター, 認知症フレンドリージャパン・イニシアチブ：認知症の人にやさしいまちづくりガイド―セクター・世代を超えて, 取り組みを広げるためのヒント.
　〈https://www.glocom.ac.jp/project/dementia/wp-content/uploads/2015/04/dfc_guide.pdf〉［2022.2.1］
19) 栗田主一（2017）：【Dementia Friendly Community とはなにか】Dementia Friendly Community の理念と世界の動き. 老年精神医学雑誌, 28：458-465.
20) 日本認知症本人ワーキンググループホームページ.
　〈https://www.jdwg.org〉［2022.2.1］

解説 ▶ **評価指標**

　Dementia Friendly Community（DFC）の取り組みが国内外で広がる中,「自分の地域は認知症のある人にやさしい地域なのか」という現状を分析したり, 何らかの認知症施策による効果を評価したりするために, どのような評価指標があるだろうか. 代表的なものを紹介する.

【国レベルの評価指標】

　「認知症施策推進大綱」[1]では, 2025 年までの KPI（key performance indicator）／目標が設定されている（表 1）. KPI の多くは国レベルの目標値であるが, たとえば,「全市町村で, 本人・家族のニーズと認知症サポーターを中心とした支援をつなぐ仕組み（チームオレンジなど）を整備」「認知症初期集中支援チームにおける, 医療・介護サービスにつながった者の割合 65%」といった目標は, 地域レベルでも適用することができる.

　同様の目標設定は国際的にも行われており, 世界保健機関（WHO）は, 2017 年にグローバルアクションプランを公表し, 国レベルの KPI を設定している（表 2）[2]. 特に関連するものとして,「2025 年までに, 50% の（加盟）国が, 認知症共生社会（dementia-inclusive society）を促進するために 1 つ以上の認知症フレンドリーイニシアチブを実施する」という目標が設定されている. 認知症フレンドリーイニシアチブの具体的な重要項目としては, 認知症のある人の人権を守ること, 認知症に伴う偏見に対処すること, 認知症のある人とその介護者の社会参加を促進すること, 認知症のある人が自分の地域で自立・充実した生活を続けられるように支援すること, 介護者や家族を支援すること, があげられている.

　このような国レベルの評価指標を概観することは, 各自治体・地域での施策や取り組みの目標設定においても役に立つ.

表1 「認知症施策推進大綱」で設定されている KPI／目標（抜粋）（文献 1) により作成）

領域	目標／KPI
1. 普及啓発・本人発信支援	企業・職域型の認知症サポーター養成数 400 万人（認知症サポーター養成数 1,200 万人（2020 年度））
	医療・介護従事者向けの認知症に関する各種研修における意思決定支援に関するプログラムの導入率 100%
	自治体における，事前に本人の意思表明を確認する取組の実施率 50%
	広報紙やホームページ等により，認知症に関する相談窓口の周知を行っている市町村 100%
2. 予防	介護予防に資する通いの場への参加率を 8% 程度に高める
	成人の週 1 回以上のスポーツ実施率を 65% 程度に高める
3. 医療・ケア・介護サービス・介護者への支援	「患者のための薬局ビジョン」において示す，かかりつけ薬剤師としての役割を発揮できる薬剤師を配置している薬局数 70%
	認知症初期集中支援チームにおける訪問実人数全国で年間 40,000 件，医療・介護サービスにつながった者の割合 65%
	医療従事者に対する認知症対応力向上研修受講者数： ・かかりつけ医 9 万人 ・認知症サポート医 1.6 万人 ・歯科医師 4 万人 ・薬剤師 6 万人 ・一般病院勤務の医療従事者 30 万人 ・看護師等（病院勤務）4 万人 ・看護師等（診療所・訪問看護ステーション・介護事業所等）実態把握を踏まえて検討
	介護従事者に対する認知症対応力向上研修受講者数（2020 年度末）： ・認知症介護指導者養成研修 2.8 千人 ・認知症介護実践リーダー研修 5 万人 ・認知症介護実践者研修 30 万人 ・認知症介護基礎研修 介護に関わるすべての者が受講
	医療・介護従事者向けの認知症に関する各種研修における，意思決定支援に関するプログラムの導入率 100%
	認知症カフェを全市町村に普及（2020 年度末）
4. 認知症バリアフリーの推進・若年性認知症の人への支援・社会参加支援	地域公共交通活性化再生法に基づく，地域公共交通網形成計画の策定件数 500 件
	全市町村で, 本人・家族のニーズと認知症サポーターを中心とした支援をつなぐ仕組み（チームオレンジなど）を整備
	市町村の圏域を越えても対応できる見守りネットワークを構築
	全国若年性認知症支援センターがコーディネーターから受ける相談件数の増加
5. 研究開発・産業促進・国際展開	日本発の認知症の疾患修飾薬候補の治験開始
	薬剤治験に即刻対応できるコホートを構築

【地域レベルの評価指標】

　　国際的には，DFC の概念が提唱される前に Age Friendly City（AFC；高齢者にやさしいまち）の概念が普及しており，その評価指標も開発されている。AFC は，高齢者全体の幅広いニーズを考慮した概念であり，認知症に関連した具体的なニーズの反映は少ないものの，当事者を含む多様な関係者と協力して地域社会の支援を強化し，あらゆる年齢層の人々の包摂性を高めることを目指すという点では共通しており[3]，AFC の評価指標は DFC の文脈でも活用できる。

　　WHO が発表した AFC の評価指標[4]では，公平性（格差），Age friendly な環境（物理的環境へのアクセシビリティ，社会的環境の包摂性），健康・福祉へのインパクトの 3 領域における計 16

表 2　世界保健機関のグローバルアクションプランで設定されている KPI（文献 2) により作成：筆者訳）

領域	ターゲット	指標
1　公衆衛生の優先課題として認知症を位置づける	2025 年までに，75% 以上の（加盟）国が，単体または他の政策と統合する形で，認知症に関する国の政策，戦略，計画，枠組みを策定または更新する	認知症のための運用中の国の政策，戦略，計画，枠組みの存在（認知症に特化した単体のものか，他の関連する政策，計画，戦略（例：精神保健，高齢化，非伝染性疾患，障害）と統合されたもの） 連邦制を採用している国では，国内の 50% 以上の州での認知症のための政策や計画の有無
2　認知症への理解と認知症フレンドリーを促進する	2025 年までに，100% の（加盟）国が，認知症共生社会を促進するために認知症に関する啓発キャンペーンを 1 回以上実施する	過去 1 年，または直近の調査期間中に，少なくとも 1 回のマスメディアを利用した認知症啓発プログラム・キャンペーン（テレビやラジオ，印刷媒体，看板などで少なくとも 3 週間，全国的に展開）が存在
	2025 年までに，50% の（加盟）国が，認知症共生社会を促進するために 1 つ以上の認知症フレンドリーイニシアチブを実施する	2025 年までに認知症共生社会を促進するために，認知症を特に対象とした認知症フレンドリーイニシアチブおよび／またはエイジフレンドリーイニシアチブが少なくとも 1 つ存在
3　認知症のリスク低減に取り組む	「非感染性疾患の予防と管理のためのグローバルアクションプラン（2013 ～ 2020 年）」およびその改訂版に定められた関連するグローバル目標が達成される	身体活動不足の 10% の相対的減少 15 歳以上の人におけるタバコの現使用率の 30% の相対的減少 国の状況に応じて，アルコールの有害な使用の少なくとも 10% の相対的減少 糖尿病と肥満の増加の阻止 国の状況に応じて，高血圧の有病率の 25% の相対的減少または有病率の抑制 心血管疾患，がん，糖尿病，慢性呼吸器疾患による総死亡率の 25% の相対的減少
4　診断・治療，ケアやその他支援を促進する	2025 年までに，50% 以上の（加盟）国において，推計される認知症のある人の数の 50% が認知症の診断を受ける	人口の中で，保健・社会的ケアシステムにアクセスし，認知症の診断を受けた認知症のある人の数（すべての原因疾患）
5　認知症のある人を支援する人たちへの支援を促進する	2025 年までに，75% 以上の（加盟）国が，認知症のある人の介護者や家族向けの支援・トレーニングプログラムを提供する	少なくとも 1 つの国レベルまたは複数の地方レベルで，介護者のための支援・トレーニングプログラムが利用可能
6　認知症に関するデータ・情報システムを構築する	2025 年までに，50% 以上の（加盟）国が，国の保健・社会情報システムを通じて認知症指標のコアセットを定期的に収集し，2 年ごとに報告する	確認・合意された認知症指標のコアセットが，2 年ごとに定期的に収集・報告
7　認知症に関する調査研究やイノベーションを促進する	2017 年から 2025 年にかけて，認知症に関する国際的な研究の成果が倍増する	認知症研究に関する発表論文数（インデックスされる査読付き雑誌に掲載された研究論文）

　項目が定義されている（表 3）。たとえば，物理的環境として，近隣の歩きやすさ（基準を満たす歩道が道路に整備されているか），社会的環境としてボランティア活動や有償雇用に関わっている高齢者の割合などが指標として設定されている。

　さらに国内では，この WHO の評価指標をベースにして「認知症の人・高齢者等にやさしい地域づくりの手引き」5) が開発されている。この中で，認知症施策に特化して追加された項目を表 4 に示す。

　DFC の結果を評価するアウトカム評価指標としては，認知症のある人への「理解」，認知症のある人との「共生」，認知症のある人とその家族・地域の「受援力」という 3 項目が設定されて

表3 世界保健機関による Age Friendly City の評価指標（文献[4]により作成：筆者訳）

領域		指標
公平性（格差）		・対象集団の平均値と達成可能な最高レベルとの指標値の差 ・2つのグループ間の指標値の差
環境	物理的環境へのアクセシビリティ	・近隣の歩きやすさ ・公共スペース・建物へのアクセシビリティ ・公共交通の乗り物へのアクセシビリティ ・公共交通の停車駅・停留所へのアクセシビリティ ・住宅の価格の手ごろさ
	社会的環境の包摂性	・高齢者へのポジティブな社会的態度 ・ボランティア活動への関与 ・有償雇用 ・社会・文化的活動への関与 ・地域の意思決定への参加 ・情報の入手のしやすさ ・社会・保健サービスへの利用しやすさ ・経済的安定
健康・福祉へのインパクト		高齢者のクオリティ・オブ・ライフ

表4 「認知症の人・高齢者等にやさしい地域づくりの手引き」で設定されている評価指標（抜粋）[5]

	指標	定義	自記式アンケート（質問例）
アウトカム評価指標	認知症の人への理解	認知症の方々の行動・心理症状を理解しているかどうか，また，認知症の方々が自己決定をすることの必要性を理解しているかどうか。	認知症の人の大声や暴力，歩き回るなどの行動は，必要なことが満たされない時に起きると思いますか。
			認知症の人は，記憶力が低下し判断することができないので，日々の生活をこちらで決めてあげる必要があると思いますか。
	認知症の人との共生	認知症の方々が自宅生活を継続すること，役割をもって参加すると良いということを肯定的に捉えられるかどうか。	自分が認知症になったら，周りの人に助けてもらいながら自宅での生活を続けたいと思いますか。
			認知症の人も地域活動に役割をもって参加した方が良いと思いますか。
	認知症の人とその家族，地域の受援力	認知症を近所の人等に知らせることができるか，相談することは恥ずかしくないと感じているかどうか。 認知症の人やその家族から相談を受けたときに，適切な支援につなげられるかどうか。	家族が認知症になったら，協力を得るために近所の人や知人などにも知っておいてほしいと思いますか。
	指標	定義	行政データ
プロセス評価指標	認知症の一次・二次・三次予防のための活動	認知症の発症予防，早期発見・診断を目的としたサービス。 また，認知症と診断された方が地域で尊厳をもって暮らすことを可能にする物理・社会環境の整備。	・認知症カフェの設置 ・認知症サポーター（養成研修の実施） ・認知症初期集中支援チームの設置 ・認知症地域支援推進員の設置 ・専門医の確保 ・認知症多職種協働研修・会議の実施 ・認知症ケアパスの作成

いる。そのうち「共生」は，「認知症の方々が自宅生活を継続すること，役割をもって参加すると良いということを肯定的に捉えられるかどうか」と定義されており，「自分が認知症になったら，周りの人に助けてもらいながら自宅での生活を続けたいと思いますか」という質問をアンケート

で行って評価することが提案されている。

　このほかにも，台湾で行われた研究では，認知症のある人と介護者へのインタビュー調査を通して，「認知症フレンドリー」な地域社会の指標を開発している[6]。

　ここでは，① 介護サービス，② 医療機関，③ 地域環境，④ 交通機関，⑤ 商店，⑥ 地域住民，の 6 項目が Dementia friendly であること，さらに，⑦ 認知症関連情報の統合，⑧ 認知症のある人が地域社会に貢献し関与できる機会，を合わせた計 8 項目が特定されている。各項目には，サブ指標が設定されており，たとえば，「⑤ 商店」の項目には，店舗スタッフが親切で対話的である，店舗スタッフへの認知症研修がある，店舗スタッフが認知症のある人に関する緊急時の対応ができる，といったものがある。

【当事者からの評価】

　DFC の取り組みには，認知症のある当事者の関与が不可欠であり，評価においても当事者からの情報収集が必要である。

　社会福祉法人浴風会認知症介護研究・研修東京センターが開発した認知症施策のアウトカム指標（表 5）[7]は，認知症のある本人・家族への聞き取り調査によって測定する指標であり，「買い物をする機会がある」「話を聞いてくれる人がいる」など計 24 項目の設問に対して，認知症のある人がどの程度できているかを 4 段階で測定するものである。自治体が自治体職員・地域包括支援センター職員などを通して本人・家族に対して調査を行うことで，地域に存在する課題やその経年的な変化を評価することができる。

　同指標の手引きには，全国調査のデータも掲載されているため，全国データと比較した自地域の現状を評価することも可能である。また，一連の質問項目は介護サービス事業所が利用者のアセスメント・モニタリングのために利用したり，認知症のある本人・家族が自分自身の状況を振り返るための自己点検として用いたりすることも想定されている。

【評価指標の利用】

　以上のような評価指標は，地域の現状分析，施策や事業（プログラム）の立案と実施，その評価という一連のプロセス[8]を通して利用することができる。

　具体的には，まず地域の現状を分析するために既存資料を活用したり，新たに社会調査を行ったりするが，このときに，DFC の評価指標を用いて資料を整理し，調査項目を設計する。これらのデータをもとに，対象となる地域の分析を行い，課題を特定する。

　次に，分析結果をもとに，DFC の実現に向けたプログラムを立案する。このとき，プログラムの目標設定に評価指標を用いることができる。また，最終的な目標に至るまでの過程や進捗状況を管理できるように，中間的な評価指標を設定することも重要である。前述の「認知症の人・高齢者等にやさしい地域づくりの手引き」[5]には，DFC 全体における各評価指標の位置づけが整理されているため，地域の実情や具体的なプログラム内容に合わせて参考にされたい。

　実際にプログラムが開始されてからも，中間的な評価指標を用いて，プログラムが計画どおりに機能しているか，機能していないならどの部分に問題が生じているのか，想定していなかった

表5　認知症介護研究・研修東京センターによる認知症施策のアウトカム指標[7]

認知症のご本人の生活状態（1〜24項目）について，「（ご自身でできなくても）現在，介護保険サービスやご家族等の支援を受けながら実現できている程度」を右の「1〜4」から一つ選択して下さい。	実現度			
	できていない	あまりできていない	まあまあできている	できている
1　家の中に落ち着ける居場所がある	1	2	3	4
2　家族や親戚，親しい人たちとのつながりが保たれている	1	2	3	4
3　部屋になじみのものが置いてある	1	2	3	4
4　心地よい部屋で過ごす　例）色彩，音，装飾，温度，湿度，匂いなど	1	2	3	4
5　テレビを見たり新聞を読んだり（聞いたり）する	1	2	3	4
6　夜ぐっすり眠れる	1	2	3	4
7　話を聞いてくれる人がいる	1	2	3	4
8　食事がおいしい	1	2	3	4
9　お風呂に入る	1	2	3	4
10　身だしなみを整える	1	2	3	4
11　日中は適切で清潔な服に着替える	1	2	3	4
12　健康的な食事ができる	1	2	3	4
13　トイレに行く	1	2	3	4
14　買い物をする機会がある	1	2	3	4
15　自分で使えるお金をもっている	1	2	3	4
16　趣味やレクリエーションなどたのしい活動をする　例）読書，音楽鑑賞，旅行など	1	2	3	4
17　いろいろな行事を楽しむ　例）誕生日，正月，花見，七夕，月見，クリスマスなど	1	2	3	4
18　家の外になじみの場所がある	1	2	3	4
19　家の周りが片付いている	1	2	3	4
20　地域の一員として社会参加する　例）地域の掃除など	1	2	3	4
21　選挙に行くなどの政治活動を行う	1	2	3	4
22　家族や周りの人の役に立つことをしている	1	2	3	4
23　安全に外出し，帰宅できる	1	2	3	4
24　軽い運動をする（散歩を含む）	1	2	3	4

影響が生じていないか，などを確認することで，プログラムの改善を続ける。さらに，総合的に見て，プログラムが成功しDFCの実現に近づいたのかどうかを判断するためにも評価指標を用いることができる。

　このような評価指標の設定・利用の一連のプロセスにおいても，当事者を含む多様な関係者が関与することが望ましい。具体的には，ワークショップを開催したり，「本人ミーティング」（II-第2章の1）を参照）の場を活用したりすることで，多様な関係者が関与できるようにする。客観的な評価指標を間に置くことで，各々の立場・視点にとらわれずに同じ目標を共有し，パートナーシップの形成につながるという効果も期待される[9]。　　　　　　　　　　　　　〔松本博成〕

解説 引用文献

1) 認知症施策推進関係閣僚会議（2019）：認知症施策推進大綱.
〈https://www.mhlw.go.jp/content/000522832.pdf〉［2022.2.1］

2) World Health Organization（2017）：Global action plan on the public health response to dementia 2017-2025.
〈https://www.who.int/mental_health/neurology/dementia/en〉［2022.2.1］

3) Turner, N., Morklen, L.（2016）：Better Together: A Comparative Analysis of Age-Friendly and Dementia Friendly Communities, AARP International Affairs.

4) World Health Organization（2015）：Measuring the age-friendliness of cities: a guide to using core indicators.
〈https://www.who.int/publications/item/9789241509695〉［2022.2.1］

5) 厚生労働科学研究費補助金（認知症政策研究事業）認知症発生リスクの減少および介護者等の負担軽減を目指した Age-Friendly Cities の創生に関する研究班（2019）：認知症の人・高齢者等にやさしい地域づくりの手引き～指標の利活用とともに～.
〈https://www.mhlw.go.jp/stf/seisakunitsuite/bunya/0000167731_00002.html〉［2022.2.1］

6) Wu, S. M., Huang, H. L., Chiu, Y. C., Tang, L. Y., Yang, P. S., Hsu, J. L., Shyu, Y. I. L.（2019）：Dementia-friendly community indicators from the perspectives of people living with dementia and dementia-family caregivers. *Journal of Advanced Nursing*, 75（11）：2878-2889.

7) 社会福祉法人浴風会認知症介護研究・研修東京センター（2020）：令和元年度厚生労働省老人保健事業推進費等補助金老人保健健康増進等事業「認知症施策のアウトカム指標実用化を推進するための調査研究事業」認知症施策アウトカム指標実施の手引き【2019 年 3 月版】.
〈https://www.dcnet.gr.jp/support/research/center/detail_0026_center_1.php〉［2022.2.1］

8) Anderson, E., & McFarlane, J.（2004）：Community as Partner: Theory and Practice in Nursing, 4th Edition, Lippincott Williams & Wilkins：アンダーソン，E., マクファーレイン，J.（金川克子，早川和夫訳）（2007）：コミュニティアズパートナー―地域看護学の理論と実際, 医学書院.

9) みずほ情報総研株式会社（2016）：認知症の人の視点に立って認知症への社会の理解を深めるための普及啓発に関する調査研究事業報告書.

第1章および第2章では，諸施策にも謳われているように，今後の認知症対策においては，「地域共生社会」の実現がキーワードであるということ，また，そもそも「地域共生社会」とはどのようなあり方を指すのかについて，日本や世界の認知症対策や，認知症を取り巻く社会の現状を示しながら解説した。

本章では，それらを踏まえ，医療やケアの現場ではどのように認知症対応を行っているのかについて，1) 地域包括支援センター，2) 地域密着型サービス，3) 認知症初期集中支援チーム，4) 訪問看護事業所，5) 訪問診療といった，公的サービスを中心に紹介する（なお，Ⅱでは，地域における多職種と当事者との協働による取り組み事例を紹介している）。

1) 地域包括支援センターにおける認知症支援の実際

(1) 地域包括支援センターの目的・業務内容

2006年の改正介護保険法施行により，地域包括ケアシステムの拠点として，地域包括支援センター（以下，センター）が市区町村に設置された[1]。市区町村が設置主体となり，社会福祉士，保健師，主任介護支援専門員（主任ケアマネジャー）の3職種のチームアプローチにより，住民の健康の保持および生活の安定のために必要な援助を行うことにより，保健・医療の向上および福祉の増進を包括的に支援することを目的とした施設と規定されている。

センターの業務の内容は，介護予防支援と包括的支援事業に分けられ，その中でも包括的支援事業は，① 総合相談，② 介護予防ケアマネジメント，③ 権利擁護，④ 包括的・継続的ケアマネジメント支援で構成される[1]。また，センターは，制度横断的な連携ネットワークを構築し，対象者を必要なサービスにつなぐことで，多面的な支援を展開していくことが期待されている。

(2) 地域包括支援センターでの認知症支援

上記のような業務を通して，センターは，設置当初から，認知症のある人の支援に重要な役割を果たしている。さらに，2015年の介護保険法改正[2]では，市区町村が実施する包括的支援事業の中に「認知症施策の推進」に係る事業が位置づけられ，認知症初期集中支援チーム（本章の3）を参照）や認知症地域支援推進員の配置などが制度化された。これらはセンター以外への委託も可能であるが，センターがその機能を担っている市区町村が多い。

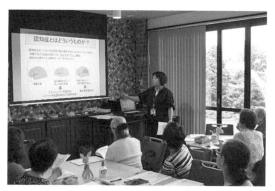
写真　認知症サポーター養成講座での講義の様子

　2005年に開始した「認知症サポーターキャラバン」においても，多くのセンター職員が「キャラバン・メイト」（講師役）となり，地域住民や学校・民間企業に対して「認知症サポーター養成講座」（Ⅱ - 第2章の2）を参照）を実施している（写真）。

　2019年公表の「認知症施策推進大綱」では，地域包括支援センターは認知症疾患医療センターと並んで認知症に関する相談窓口として位置づけられており，特に，初期集中支援チームと連携した早期発見・早期対応や，地域住民・関係機関からも認知症に関する相談を受ける連携のハブとしての役割が期待されている。

（3）認知症支援を行う上での専門職の役割

　認知症支援を行う専門職の役割は，下記のとおりである。

　なお，ここでは便宜上，看護職と福祉職に分けているが，実際には各々の専門性を活かしたチームアプローチが必要である。

❶ 保健師など看護職の役割

　保健師は，センターに配置が義務づけられている唯一の医療職である。そのため，医学的知識を必要とする医療機関や保健所との連携や，認知症のある人の疾患管理，重症化予防への介入が期待されている。

　2013年に制定された「保健師活動指針」[3]において，保健師は，個人および地域全体の健康の保持・増進および疾病の予防を図るため，予防的介入の重視，地域特性に応じたまちづくりの推進などを行うことが示されている。

　センターの業務のうち，保健師の専門性が特に発揮されるのは，介護予防ケアマネジメント業務や総合相談業務である。介護予防ケアマネジメント業務においては，介護予防プラン作成や介護予防教室開催など，地域に住む認知症のある人の健康づくりに寄与している。総合相談業務では，認知症のある人やその家族の生活上の困りごとを聞き，必要な支援を共に考えて，地域にある社会資源を活用し，関係機関や制度利用につなぐような支援を行う。

認知症のある人に対する支援では，記銘力低下や実行機能障害などの認知症の症状を理解し，本人の身体状態および認知機能障害の程度をアセスメントし，生活上の課題を特定し，必要な支援や解決策の提案を行う。また，地域の医療機関，介護事業所，社会福祉協議会，金融機関，警察，民生委員，ボランティアなどの関係機関や専門職などと連携し，支援のネットワークを構築する。

❷ 社会福祉士など福祉職の役割

福祉職は，認知症のある人とその家族の意思や生活状況を踏まえて，問題解決に至るような適切なサービスにつなぐ。そのために，認知症のある人と行政や専門機関との橋渡し役となり，本人に望ましい環境や生活支援体制を多職種と連携して調整する。

センターにおいては，生活支援や虐待問題に関連するような，総合相談業務（❶を参照）や権利擁護業務に高い専門性を有している。

権利擁護業務では，認知症のある人への詐欺や悪徳商法などの消費者被害へ対応する役割，成年後見制度（後述）の利用援助を行い，認知症のある人の金銭管理や介護保険サービスの契約などを後見人などが支援することで，高齢者の財産を守る役割，高齢者虐待の防止・早期発見への取り組みを行い，認知症のある人の人権を守る役割などがある。

認知症のある人の支援を行う上で，福祉職には，その人の状態を見守りながら，必要な支援や介入のタイミングを適切に判断する能力が求められる。認知症のある人は，自分から助けを求めることが難しい場合も多く，また，虐待など生命の危機に関わると判断される場合には，迅速に介入することが重要となる。認知症のある人の気持ちや生き方，大切にしていることを尊重する態度も必要である。

❸ 多職種・関係機関との連携

地域包括ケアシステムを推進するには，地域にある医療機関や介護・福祉機関，行政機関など，さまざまな関係機関との多機関連携や専門職同士の協働が必須である。地域での多職種連携を推進するために，日本では，地域連携クリニカル（クリティカル）パス，認知症早期診断システム，専門職連携，専門職連携教育などの取り組みが行われている。

認知症ケアにおいて多機関連携を進める上で重要な点[4]には，認知症の進行段階に即した症状や必要な治療，日常生活で生じる問題や対応する介護サービスなど，認知症のある人が長期的な療養生活を送る上で発生する課題や，認知症ケアに関与する専門職の役割を互いに理解すること，円滑な連携のための平常時からの協力体制の構築，勉強会や研修を通じた学習機会の共有などがある。

（4）地域ケア会議

　地域での多職種連携を推し進める場として活用したいのが「地域ケア会議」[5]である。2015年の介護保険法改正で，センターでの開催が推奨されるようになった。
　地域ケア会議には，
① 個別事例を多職種で検討することで，多様な視点から事例の課題を分析し，解決策を議論する地域ケア個別会議
② 会議開催によるネットワーク構築や地域課題を踏まえた資源開発・政策形成を目指す地域ケア推進会議

がある。2016年の調査では，① 89.9%，② 58.8% のセンターでそれぞれ開催されていた[6]。また，地域ケア個別会議で検討されたケースの個別課題のうち「認知症の行動・心理症状」は69.2% と最も多く[7]，地域ケア推進会議で資源開発・政策形成につながったテーマのうち，「認知症高齢者への対応」（19.5%）は「移動・買い物支援」（24.6%）に次いで2番目に多いことが報告されている[8]。

（5）地域包括支援センターによる認知症支援の実際

　センターでは具体的にどのような支援を行っているのか。ここでは，センターの専門職の支援により，地域で暮らす認知症のある人が，自宅での在宅生活を継続できるようになった事例をもとに紹介する。
　なお，プライバシー保護のため，各事例には改変を加えている。

〔事例1：隠れた思いを感じ取り，地域を丸ごと元気づける〕

　90代の独居女性・Aさん。脳血管性認知症，アルツハイマー型認知症。屋外歩行は自立だが，難聴がある。婚姻歴はなく，遠方に住む姪（以下，親族）と交流がある。お茶の先生をしており，自宅とは別にお茶会ができる別宅を所有している。

① 介入前の状況

　医療機関の受診には消極的であり，かかりつけ医はおらず，利用中のサービスは週1回のボランティアによる訪問見守りのみだった。あるとき本人からセンターに，臨時福祉給付金[*1]の申請手続きを手伝ってほしいとの相談が入った。センター職員の保健師が自宅を訪問すると，玄関先はきれいだったが，部屋では食品や洗濯物の入ったバケツの水が腐り，1人暮らしでは消費しきれない量の，本人には購入した記憶のない米の大袋が置かれている状況だった。また，複数の通帳が，食品や新聞と共にダイニングテーブルに広げられていた。

② サービスの調整

　保健師は，介護保険申請の支援，配食サービスや介護支援専門員（ケアマネジャー）の紹介を行い，ケアマネジャーが訪問介護・通所介護（デイサービス）などのサー

★1　2014年4月に実施した消費税率引き上げによる影響を緩和するため，簡易的に給付金を支給する制度[9]。

ビスの調整を行った。なお，これまで利用していたボランティアによる訪問見守りは介護保険サービス非利用者が対象であったため，訪問介護の利用開始時に終了となった。

自宅訪問時に保健師が測定した際には，収縮期血圧が 200 mmHg を示した。認知症の疑いもあったことから，自宅から通いやすい認知症専門のクリニックの受診につなぎ，その結果，脳血管性認知症とアルツハイマー型認知症の混合型と診断された。

多額の資産を保有していたが，親族は遠方に住んでいたため，社会福祉協議会と連携して成年後見制度★2 を利用することとした。

③ 隠れた本心に気づく

必要なサービスが導入されたことで，本人の体調は安定し，部屋も片づいて生活環境も整った。本人と親族は将来的には有料老人ホームへの入居を希望しており，療養先の希望は一致していた。しかし，100 歳の誕生日会を開いたときには，「もっと年をとったら，老人ホームに入ります」と話しており，本当は自宅で過ごしたいという気持ちがうかがわれた。

担当ケアマネジャーからは，通所介護利用日に A さんがお茶室のある別宅に 1 人で歩いて行ってしまうことがあるという連絡も入り，A さんが本当はお茶会を開いたりしながら自宅で生活したいのだろうという認識が支援者の間で共有されるようになった。

その後，訪問見守りを行っていたボランティアの女性がセンターに来所し，「ずっと A さんの見守りをしてきたが，A さんは，本当はお茶会に行きたいのではないかと思う。訪問見守りの仕事の域を超えているかもしれないが，地域のイベントでお茶に関する活動があれば連れて行ってあげたい」と話した。

そこで，遠方に住む親族にもお茶会について話してみたところ，親族もできればお茶会には行かせてやりたいと思っているものの，「認知症のある高齢者が外出すること自体，地域で迷惑になるのではないか」と考えていることがわかった。

④ ネットワークの構築―地域ケア個別会議の開催―

A さんに関わる人たちが連携して，お茶会への参加を実現するために，地域ケア個別会議を開催することにした。A さん本人，成年後見制度の保佐人，ケアマネジャー，訪問介護員（ホームヘルパー；以下，ヘルパー），民生委員，社会福祉協議会の職員，訪問見守りのボランティア，センター職員の社会福祉士が参加した。

A さん本人も交えて，A さんに関わる支援者や関係機関との間で情報共有を行い，A さんがお茶会に参加できるにはどうすればよいかが話し合われた。ボランティアは，一緒にお茶会に参加することに賛成しており，A さんと過ごすのは楽しく，自分もお茶を習いたいと思っていたと話した。民生委員は，集合住宅内での見守り方

法について情報提供を行った。ヘルパーは，普段の本人の生活の様子を説明した。社会福祉協議会の職員は，ボランティアがお茶会に同行することに関して，ボランティア保険の手続きについての助言を行った。この会議を通して，関係者間のネットワークを構築することもできた。

お茶会に向けて，関係する支援者で役割分担を行った。ボランティアは，本人を囲んでのお茶会を月1回，主導する立場になり，社会福祉協議会の職員は，ボランティアへの支援や相談を行うことになった。成年後見制度の保佐人は，発生した費用の支払いと親族との連絡調整をした。ケアマネジャーは，お茶会の日程について各サービスの連絡調整を行い，センター職員は，サービス導入までの支援や緊急時連絡先の確認，ケアマネジャーと近隣住民への見守り依頼を行った。また，ヘルパーや通所介護の職員に，お茶会の日を迎えるまでに体調不良がないか観察や声掛けを行うように依頼した（表）。

まずは別宅の下見のために，本人に付き添ってケアマネジャーとセンター職員がお茶室のある別宅へと向かった。お茶室に入ると，Ａさん本人は今までにない笑顔を見せていた。普段は歩行にふらつきがあるのに，跳ぶように動き回り，ケアマネジャーとセンター職員に対して作法の指導をしていた。ケアマネジャーからは，「こんなに生き生きしているＡさんを見たのは初めて」「本人が楽しめる，自分らしく過ごせることは大事だ」という声が聞かれた。

⑤ 波及効果

このときの様子をボランティアにも伝え，本格的なお茶会ができるボランティアチームを結成する方針を固めた。ボランティアやセンター職員は，ボランティア仲間や介護経験のある地域住民などに声を掛け，3人が集まった。当日，Ａさんの自宅でお茶会を開くことにし，本人がキッチンでお点前を振る舞った。背筋が伸び，

表　地域ケア個別会議の参加者・話し合い事項・決定した役割分担

会議の参加者	会議での話し合い事項	お茶会に向けての役割分担
地域包括支援センター職員（社会福祉士）	お茶会開催に至るまでの経緯，今後の療養先や暮らし方に関する本人の希望について説明。	・サービス導入までの支援。 ・関係機関との連携調整。 ・緊急連絡先の確認。 ・近隣住民への見守りの依頼。
介護支援専門員（ケアマネジャー）	現在利用しているサービスや本人の希望について説明。	・医療・介護サービスの調整。 ・近隣住民への見守りの依頼。
訪問介護員（ホームヘルパー）・通所介護（デイサービス）職員	普段の本人の生活の様子を説明。	お茶会を見据えて，日ごろの体調の観察と声掛け。
成年後見制度保佐人の司法書士	お茶会開催に関わる費用の捻出方法，親族の承諾について説明。	・お茶会で発生する費用の支払い。 ・親族との連絡調整。
訪問見守りのボランティア	お茶会への参加に賛成で，自らもお茶を習いたい希望があることを伝える。	本人を囲んだ月1回お茶会の開催。
社会福祉協議会職員	ボランティア保険の手続きの助言。	ボランティアへの相談支援。
民生委員	集合住宅内での見守り方法について情報提供。	本人の見守りを継続。

楽しそうな様子だったという。

　お茶会の中で，認知症のある人が参加できる集いやサークルが地域になかったという点に気づき，そのような人たちが社会参加し続けることのできるまちづくりが必要だという共通認識が生まれた。あるボランティアからは，「認知症のある人が社会参加できる場があれば，自分も認知症になったときに支えてもらえるという安心感につながる」との意見も出た。また，別のボランティアは，長く介護をしていた義母が亡くなり，無気力な状態になっていたが，自分はまだ年上の人のために働けるのだと，活力を得たという。Ａさんの親族は，認知症のある人が地域活動に参加しても迷惑にならないことがわかり，安心できるようになった。さらに，担当のケアマネジャーも，自分の仕事に自信をもてずにいることに悩んでいたが，Ａさんの支援を通して解消できたという。

　本事例では，最初，「臨時福祉給付金の申請」というイレギュラーな相談によって対象者の把握が行われている。これは言わば，「なんでもあり」という総合相談の機能の一つである。認知症によって困っている高齢者が，認知症そのものの相談をしに来所することはほとんどなく，幅広い受け入れ口を構えておくことで対象者の把握が可能になっている。

　初回訪問の時点で，センター職員の保健師は，対象が認知機能の低下により日常生活に支障が出ている状況を確認し，血圧測定などの身体所見の観察から，必要なサービスや社会資源の導入をアセスメントし，速やかに医療・介護サービスの調整と成年後見制度利用につないだ。このような医療的判断を伴うアセスメントや適切なサービス利用の検討，在宅医療・介護の関係機関との連携は，看護職に求められる役割といえる。

　ただし，このときに介護保険サービス導入によって意図せずしてインフォーマルな社会関係（ボランティアによる訪問見守り）が縮小してしまっていた。

　また，一見，生活環境が整い，療養先の希望も固まっていたかのように思われたが，言動の端々から，お茶会を開いたりしながら自宅で生活することを本人が望んでいることが，支援者にも共有されるようになった。本人の性格，まわりとの関係，疾患の影響などにより，認知症のある人が意思を明確に表明できないこともあり，このように，言動から意思を汲み取る感性が必要になる。

　そして，地域ケア個別会議を開催することで関係機関との連携が進み，お茶会への参加が実現できたとともに，関係者間のネットワークを構築することができている。このようなプロセスでつくられたネットワークは，他の人への支援でも活用されることだろう。また，会議開催前には，親族の反応から，認知症に対するネガティブな認識が根強いことをセンター職員の社会福祉士は感じ取っている。つまり，地域ケア会議には認知症への理解の普及・啓発の意味合いもあったといえる。

　さらに，お茶会実現までの過程を通して，「認知症のある人が社会参加し続ける

ことは重要なのに，参加できる場がなかった」という認識が共有されるようになっている。認知症に対するポジティブな認識と地域課題の発見は，今後の地域づくりにつながることが期待される。たとえば，地域ケア推進会議で「認知症カフェの創設」をテーマに取り上げ，事業化していくこともできるだろう。

　包括的・継続的ケアマネジメント支援の視点からは，Aさんの隠れた本心に気づくきっかけとなった担当ケアマネジャーからの報告やその後の連携も，センター職員とケアマネジャーとの日ごろからの関係性の成果であろう。また，ケアマネジャーにはどこか自信がないこともセンター職員は察知しており，この事例を通してケアマネジャーに自信がついてきたことを確認している。認知症のある人も社会参加し続けられるということを，実感をもって理解している専門職を地域に増やしていくことも大切である。

〔事例2：元気なうちからの関わりを通し，地域に溶け込みながら支援する〕

　70代後半の独居女性・Bさん。認知症疑い。別居の息子がいる。古くからの住民が多い地域に1人で暮らしており，シルバー人材センターでの仕事を週に3〜4回，行っていた。

① 介入前の状況

　地域の介護予防イベントで「基本チェックリスト」★³を実施した際，センター職員の保健師が，Bさんの書字の揺れに気づいた。他機関が運営する介護予防教室への参加勧奨を行ったが，仕事を理由に参加しなかったため，参加につながる機会を見計らっていた。

② 介護予防事業をきっかけとした関係構築

　その後，Bさんが介護予防教室の体験会に参加したことをきっかけに，センター職員が教室参加につないだ。教室参加後は面接に出向き，関係づくりを行った。Bさんは担当保健師をわが子のように思い，頻繁にセンターに来所するようになった。

　しかし，しだいに，本人から聞く話と，教室運営者や他の参加者から聞く話に不一致があることがわかってきた。この時点では生活に支障はなかったが，教室運営者の看護職と定期的に情報共有を行うようにした。

③ 地域住民との関係構築

　Bさんが住む地域には，ほかにもセンターが関わっている高齢者が多く住んでおり，Bさんからも近隣住民からも，互いの生活・人間関係について聞く機会が多かった。近隣住民とBさんとの関係性はさまざまであり，迷惑がっている人もいれば，以前は仲がよかったが途中で仲が悪くなった人，一緒に散歩に行くような友人もいることもわかってきた。また，Bさんの物忘れと，それに起因する人間関係トラブ

ルの相談が寄せられるようになった。

その後，Bさんは転倒を機に要支援の認定を受けて，介護予防サービスを利用することになり，ケアマネジメントの過程で内服管理ができていないことも明らかになった。さらに，通所介護の曜日を忘れて出かける，夜中に隣人宅のインターフォンを連打する，などのトラブルはあったものの，そのつどの対応・支援で大事に至ることはなく，家族に看取られて自宅で最期を迎えることができた。

本事例では，介護予防事業が対象者把握の機会になっている。介護予防教室に参加後は，センター職員の保健師が，本人や他の参加者とのやり取りの中で認知機能の低下に気づき，他機関の看護職（教室運営者）とも連携している。このように，すぐに認知症に対する介入には至らなくても，センターがモニタリングを続けている対象者は多いと思われる。

保健師は，Bさんが住む地域の住民との日ごろの交流の中からも介入すべきタイミングをつかんでおり，住民からさまざまな情報を寄せられる関係性が役立っている。一方で，密な人間関係が展開される地域では，ややもすると認知症に関するトラブルがきっかけで排他的なムードができてしまうこともあるということにも注意が必要である。問題が顕在化する前から住民と信頼関係を構築したり，地域を対象に認知症サポーター養成講座を実施するなどの普及・啓発を行ったりすることも重要である。

なお，このセンターでは，要支援認定者などへの介護予防ケアマネジメントの委託も行っているが，Bさんが職員のことをかなり信頼していたことや，介護予防教室運営者や住民からの情報を活かしてケアプランを立てるために，この職員が直接担当することになった。委託の運用方法は保険者（自治体）・事業所によってさまざまであるが，状況に応じて使い分けるようにしたい。

〔事例3：ボトムラインを見極めながら，気持ちに寄り添う〕
90代後半の男性・Cさん。アルツハイマー型認知症。家族ではない60代の女性・Qさんが家に出入りしている。

① 介入前の状況
糖尿病があり，内服や食事のコントロールがうまく行えておらず，入院することになった。入院前は，Qさんが塩分の濃い食事をつくり，それを温め直して何日も食べるという状況だったという。入院中は，Qさんが何度も面会に来ており，Cさんとは恋人関係にある様子であったが，感情の起伏が激しいQさんと2人にして退院させてよいか悩んでいるのだと，病院の退院支援担当の相談員からセンターに相談が入った。

② 退院支援・サービスの調整

　センター職員の社会福祉士は，疾患管理ができていない生活状況を改善するために，退院に際し，介護保険申請の手続きを行い，調理などの生活援助を目的として訪問介護を導入した。

　退院後には，糖尿病性網膜症の発症の可能性があったことから，センター職員の保健師が地域の眼科受診につないだ。また，食事摂取や内服，通院に関して定期的に相談や助言を行い，在宅での療養生活を安定して継続できる体制を整えた。医師による薬剤管理や訪問介護，通所介護での食事・服薬支援により，糖尿病の重症度は大幅に改善された。

　Cさんには軽度の認知症もあると思われ，認知症専門医の受診につないだ結果，アルツハイマー型認知症の初期と診断を受けた（長谷川式認知症スケール16-18点）。金銭管理が難しくなっており，QさんがCさんの財産を一方的に消費していることなどから，経済的搾取の可能性が考えられ，成年後見制度の利用を進めることになった。

③ 権利擁護業務

　支援開始当初，Cさんは，遺産はQさんに譲渡したいといっていた。経済的な権利擁護と本人の意思表示との間でセンター職員も悩んでいたが，医師やヘルパー，通所介護の職員，社会福祉協議会，成年後見制度の保佐人，行政に報告・相談しながら支援を進めていった。

　多くの支援者が関わることで，本人の孤独感，「頼れる人がQさんしかいない」という気持ちが徐々に薄れていき，本人からもサービスを利用してよかったと満足する声が聞かれるようになった。Qさんからは，ヘルパーに対する嫌がらせなどもあったが，しだいにCさん宅に来る頻度が減っていった。

　数年後，Cさんは腎不全を発症し，透析治療を開始することになった。担当の保健師は，透析治療の利益やリスクに関する医師の説明をCさんにわかりやすく説明し，治療や今後の療養先について本人と一緒に考える時間をもった。最終的には本人の体調が悪化したため，有料老人ホームに入所し，施設で亡くなった。遺産については，「自分は子どもに恵まれなかったので，児童養護施設に寄付したい」と保佐人に言い残し，寄付されることになった。

　本事例は，センターと病院の退院支援担当の相談員との連携から対象者の把握が始まっている。退院直後は糖尿病の管理に焦点を当てた介入が行われていたが，しだいに支援の中心が権利擁護に移っている。

　糖尿病のように，認知症と併せて身体疾患を発症している高齢者は多い。現在の主訴や日常生活での困りごと，かかりつけ医や認知症受療の有無，生活習慣や家族の介護力など，身体的側面から心理・社会的側面を総合的に評価し，必要な医療機

関の受療に結びつける支援が必要である。また，食事や服薬などの日常生活に関する相談を定期的に行うことは，認知症のある高齢者が他の併存疾患のコントロールを良好に行い，在宅での生活を無理なく継続することに役立つ。

権利擁護業務，特に本事例のように本人の希望をそのまま実現することが，その人が本来有しているはずの権利の侵害につながるような場合，職員単独での対応が難しいことも多い。センター内の多職種はもちろん，行政や成年後見人等とも連携してチームで支援を進めることが重要である。

(6) 地域共生社会の実現に向けて

認知症のある人と家族が安心して地域での生活を継続できるようにするためには，複数の支援者や関係機関の連携が欠かせない。〔事例 1〕に典型的なように，地域で暮らす認知症のある人の隠れた思いを感じ取り，地域にある人のつながりを活用することで，本人の望む生活を実現するとともに，地域の社会資源をより豊かにすることができる。こうした取り組みの先に，高齢者だけでなく，子どもや障がい者など，地域に住むすべての人が支え合うことのできる「地域共生社会」の実現があるだろう。

〔鈴木はるの・松本博成／執筆協力：東京都練馬区南大泉地域包括支援センター　澤　陽子氏・
東京都港区南麻布地域包括支援センター　三村祐美子氏〕

1）引用文献
1）厚生労働省（2012）：介護保険制度改正の概要及び地域包括ケアの理念．
〈https://www.mhlw.go.jp/stf/shingi/2r9852000002ra4o-att/2r9852000002vd6o.pdf〉［2022.2.1］
2）厚生労働省（2014）：介護保険制度の改正について．
〈https://www.mhlw.go.jp/file/05-Shingikai-10901000-Kenkoukyoku-Soumuka/0000052458_1.pdf〉
［2022.2.1］
3）厚生労働省（2013）：地域における保健師の保健活動について（健発 0419 第 1 号）別紙「地域における保健師の保健活動に関する指針」．
4）日本看護協会編（2016）：多職種連携．認知症ケアガイドブック，照林社，p. 286-291.
5）長寿社会開発センター（2013）：地域ケア会議運営マニュアル．
〈https://nenrin.or.jp/regional/pdf/manual/kaigimanual00.pdf〉［2022.2.1］
6）奥村あすか，潮谷有二，永田康浩，吉田麻衣，宮野澄男（2018）：地域包括支援センターにおける地域ケア会議に関する一研究―地域包括支援センターに関する全国調査結果の経年比較に焦点を当てて―．純心人文研究，(24)：33-58.
7）三菱 UFJ リサーチ＆コンサルティング（2017）：地域包括支援センターが行う包括的支援事業における効果的な運営に関する調査研究事業．
〈https://www.murc.jp/uploads/2018/04/koukai_180418_c5.pdf〉［2022.2.1］
8）日本総合研究所（2020）：地域ケア会議に関する総合的なあり方検討のための調査研究事業報告書．
〈https://www.jri.co.jp/page.jsp?id=36034〉［2022.2.1］
9）厚生労働省（2016）：臨時福祉給付金（簡素な給付措置）について．
〈https://www.mhlw.go.jp/stf/seisakunitsuite/bunya/0000196510.html〉［2022.2.1］
10）法務省（2019）：成年後見制度・成年後見登記制度．
〈https://www.moj.go.jp/MINJI/minji17.html〉［2022.2.1］
11）長寿科学振興財団（2019）：基本チェックリストとは．
〈https://www.tyojyu.or.jp/net/kaigo-seido/chiiki-shien/kihonchekkurisuto.html〉［2022.2.1］

(1) 地域密着型サービスとは

2000年の介護保険法施行後，2005年に行われた初めての法改正で地域密着型サービスが創設された[1]。要介護者の住み慣れた地域での生活を支えるために，市町村による指定・監督のもと，サービス事業者が地域住民に向けて提供するサービス類型である。事業所のある市町村の住民が対象で，一部のサービスは，利用頻度にかかわらず，要介護度に応じた月額定額制で利用できることが特徴である。

地域密着型サービス創設以前は，居宅サービスと施設サービスしかなく，居宅サービスは，利用した分だけ支払う出来高払いであった。家族による介護を前提として不足部分を居宅サービスで補うこの出来高制の介護提供モデルでは，家族からのサポートが不十分な場合や，状態が中重度である場合，必要なサービスが利用可能上限を超え，施設から在宅に移行する高齢者を十分に支えられないという課題があった[2]。

一方，地域密着型サービスの中には，定額制で「短時間・1日複数回訪問」を提供するものもあり，独居や重度の状態となっても，住み慣れた地域での生活を続けることのできる地域包括ケアシステムの重要なサービスとして運営されている。

❶ 特徴

サービスの特徴としては，下記のような点があげられる[2,3]。

・住み慣れた地域で，個々の能力に応じて可能な限り自立した生活を送ることを目指す。
・地域のニーズや状況に応じて，市町村が事業所を指定する（市町村単位）。
・地域住民に向けたサービスである（地域密着）。
・訪問などの一部サービスの料金は月額定額制である。
・少人数・小規模なサービスであるため，顔なじみになりやすい。
・運営推進会議などにて，運営に関する情報開示や利用者や地域住民，外部組織との意見交換を行っている（地域連携）。

❷ 種類・対象

サービスには下記の9種類があり[3]，原則として，サービス事業所のある市町村に居住し，要介護認定を受けた高齢者が利用できる。ただし，要支援1・2の人は，一部のサービス（*印）を予防給付として利用できる。

① 地域密着型通所介護
② 認知症対応型通所介護*
③ 認知症対応型共同生活介護（認知症対応型グループホーム）*
④ 小規模多機能型居宅介護（小多機）*

⑤ 看護小規模多機能型居宅介護（看多機：旧複合型サービス）

⑥ 夜間対応型訪問介護

⑦ 定期巡回・随時対応型訪問介護看護

⑧ 地域密着型特定施設入居者生活介護

⑨ 地域密着型介護老人福祉施設入所者生活介護（地域密着型特別養護老人ホーム）

　以下では，それぞれのサービスの概要[3-10]を解説するとともに，③ および ④ については，具体的な対応事例も紹介する。

❸ 各サービスの概要

① 地域密着型通所介護（地域密着型デイサービス）

　利用者が可能な限り自宅で自立した日常生活を送ることができるよう，自宅に閉じこもりがちな利用者の孤立感の解消や心身機能の維持，家族の身体・精神的負担軽減などを目的として実施するサービス。

　利用者やスタッフが顔なじみの関係となるよう，施設の利用定員は 18 人以下に限定されている。

② 認知症対応型通所介護（認知症対応型デイサービス）

　認知症のある利用者を対象に，認知症に関する専門的なケアを提供する通所介護サービス。

　利用定員は 12 人以下であり，理学療法士や作業療法士，言語聴覚士，看護職などの対象資格を保有する機能訓練指導員が 1 人以上配置されている。

③ 認知症対応型共同生活介護（認知症対応型グループホーム）

　認知症のある利用者が専門的なケアを受けながら，可能な限り自立した生活を送ることができることを目的とした入居型のサービス（表1）。

表1　認知症対応型共同生活介護のサービスの概要（主に本体事業所に関して）[5, 8]

サービスの特徴	認知症のある高齢者がケアを受けながら共同生活を送るためのサービス。
ユニット*数	1 事業所あたり 1 ～ 3 ユニット。
利用者の定員	1 ユニット（共同生活住居）あたり 5 ～ 9 人。
人員の配置 　介護従業者	日中：常勤換算で利用者 3 人に 1 人。 夜勤：ユニットごとに 1 人。
計画作成担当者	介護支援専門員（ケアマネジャー）であり，かつ，認知症介護実践者研修を修了した者 1 人以上。
管理者	3 年以上認知症の介護従事経験があり，かつ，認知症対応型サービス事業管理者研修を修了した者が常勤専従。
住居環境	原則個室。その他居間や食堂，台所，浴室などの日常生活に必要な設備が整っている。
利用料金	要介護度に応じた月額定額料金。

*：共同生活住居。複数の居室（個室）と居間，食堂，台所などで構成される生活空間[11]。

表2　小多機のサービスの概要（主に本体事業所に関して）[6, 8, 9]

サービスの特徴	「通い」「泊まり」「訪問」を組み合わせて，高齢者の在宅での生活を支援するためのサービス。
利用者の定員	利用者の登録定員は1事業所29人以下。 「通い」は15人以下，「泊まり」は9人以下。
人員の配置	日中：通いの利用者3人に1人＋訪問対応1人。 夜間：泊まりと訪問対応で2人。 介護支援専門員1人。
住居環境	原則個室。その他居間や食堂，台所，浴室などの日常生活に必要な設備が整っている。
利用料金	要介護度に応じた月額定額料金。
利用上の注意	利用開始時に事業所の介護支援専門員に変更となる。 他事業者の通所介護，訪問介護，短期入所サービスは利用できない。

*：事業所の登録定員が26人以上の事業所において，居間および食堂の広さが十分に確保されている場合には，定員を18人以下とすることができる。

　利用者は，グループホームに入居し，少人数で家庭的な環境と地域住民との交流のもとで，日常生活上の支援や機能訓練などを受けながら，他の利用者との共同生活を送る[8]。

④ 小規模多機能型居宅介護（小多機）

　施設への「通い」を中心として，短期間の「泊まり」や自宅への「訪問」を組み合わせて利用することができるサービス（表2）。

　当日の利用者の容態や希望などに応じて，比較的柔軟にサービスを調整できることや，各サービスの利用定員以内であれば，回数に制限なく利用できることが特徴である。通い，宿泊，訪問が同一事業所から提供されるため，スタッフと顔なじみの関係を築きやすく，認知症のある人でも安心してサービスを利用できると期待されて設計されている。小多機は事業所が年々増加しており，2020年には全国で約5,600事業所が運営されている[10]。

⑤ 看護小規模多機能型居宅介護（看多機）

　小規模多機能型居宅介護の機能に，看護師などによる「訪問看護」を組み合わせたサービスで，がん末期や看取り期，退院直後の在宅療養への移行期など，医療ニーズの高い療養者に対して介護と看護の一体的な支援を提供する。

　しかし，2020年の報告では，看多機は全国に711事業所[10]，看多機を設置している市町村は13.5%（2018年時点）にとどまる[12]。今後は，開設・運営上の課題を明らかにし，必要な人がサービスを利用できるような仕組みを検討する必要がある。

⑥ 夜間対応型訪問介護

　夜間帯（18時～8時）に訪問介護員（ホームヘルパー）などが利用者の自宅を訪問するサービス。夜間に定期的に訪問する「定期巡回」と，転落や体調不良など，

急な出来事に対して訪問する「随時対応」の2種類のサービスがある。

⑦ 定期巡回・随時対応型訪問介護看護

　利用者の生活を支援するために，定期的な巡回や随時通報への対応など，利用者の心身の状況に応じて，24時間365日必要なサービスを必要なタイミングで柔軟に提供するためのサービス。

　回数制限なく訪問が可能であるため，1日に複数回の医療処置が必要な人や在宅での看取りを希望する人，重度の認知症療養者など，幅広い対象者へ必要なケアが提供できると考えられている[13]。ホームヘルパーだけでなく看護師などとの連携がとられ，介護と看護の一体的なサービスを受けることができる。

⑧ 地域密着型特定施設入居者生活介護

　入居定員29人以下の有料老人ホームや軽費老人ホームなどに入居し，食事や入浴などの日常生活支援や機能訓練などを受けられるサービス。

⑨ 地域密着型介護老人福祉施設入所者生活介護

　入所定員29人以下の介護老人福祉施設（特別養護老人ホーム）が，常に介護が必要な利用者を受け入れ，日常生活上の世話，機能訓練，健康管理および療養上の世話などを提供するサービス。

　家庭的な雰囲気があり，地域や家族との結びつきを重視した運営を行うこととされている[14]。

(2) 認知症対応型グループホームにおける支援の実際

　「きみさんち」（東京都練馬区）は，「NPO法人ミニケアホームきみさんち」が運営するグループホームの一つである（写真1）。1999年に宅老所として開設され，

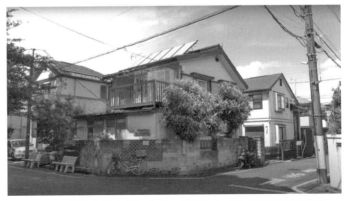

写真1　閑静な住宅街にある一軒家スタイルの認知症対応型
グループホーム「きみさんち」

2000年の介護保険制度の開始に伴い，グループホームとしての運営を始めた。定員6人で，2021年1月現在5人が入居しており，その平均年齢は84歳，要介護度は要介護2～5，4人が認知症高齢者日常生活自立度III（日常生活に支障をきたすような症状・行動や意志疎通の困難さが時々見られ，介護を必要とする）以上である。医療保険の利用は，訪問マッサージ，訪問歯科，往診などで，看取りの際や退院直後には訪問看護を利用することもある。

　入居者のもつ能力に応じて本人の力を引き出すこと，共同生活を送る中で互いに影響し合い・助け合い・刺激し合うこと，そして地域に密着して・地域から切り離されずに生活してもらうことを大切にしている。管理者の志寒氏は，認知症のある人への支援は何か特別なものではなく，その人に合った個別のケアをていねいに行うことが重要だと考えているという。

　以下では，同施設が実施する，地域での自立した生活を支えるための支援について，具体的な取り組みや実践事例をもとに紹介する。

〔事例1：地域の住民や専門職と連携しながら支援する〕
　パーキンソン病の70代の男性・Aさん。近医にかかっており，訪問看護を利用していた。内服していた抗パーキンソン病薬の効果が見られず，さらに認知症も進行したことから，「きみさんち」に入居することになった。

　入居後，しばらくは落ち着いて生活していたが，約3か月が経過したころ，突然興奮状態になることが頻繁に生じるようになった。さらに，「お前たち（職員）は悪いことをしていて，その様子はテレビで実況中継されている」「自分の体が誰かに操られている」といった発言があったり，「ATMの操作で秘密のお金を取り出せる」という考えにとらわれて，ATMの前に何時間もいたりするようになった。妄想によって，職員に包丁を向けることもあった。入居前に自宅で訪問看護師が関わっていた時期には，このような状態になったことはなく，原因がわからずにいた。

　そうした中，Aさんが，入居前に住んでいた都営住宅に閉じこもってしまった。志寒氏がその様子を外から見守っていると，近所の住民が声を掛けてくれた。話を聞くと，以前Aさんが，「薬なんて飲んでいない，捨てている」と発言していたと教えてくれた。そこで，精神科医に診療を依頼し，処方されていた抗パーキンソン病薬をすべて中止してみたところ，精神症状や記憶力が改善し，「あのときは戦闘機の音がしたり，こいつは悪いやつだという声が聞こえたりした。（周囲の人に）悪いことをした」と話した。

　実は自宅で抗パーキンソン病薬が適切に内服されていなかったのだが，効果が見られないと判断され，増量されていた処方量を，グループホームへの入居に伴い，「正確に」服薬するようになったことで，ドーパミン摂取過剰となってしまい，妄想や興奮状態が生じていたのである。

本事例を通して志寒氏は，その人のもともとの生活を知っている地域の人からの情報提供や，医師や訪問看護師などの医療専門職との連携の重要性を実感したといい，2015年には，「おたがいさまの会」を結成した。地域のさまざまな事業所が連

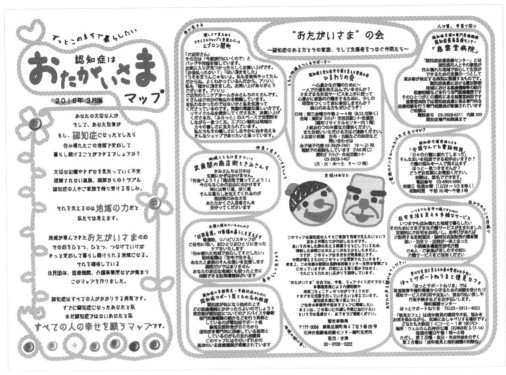

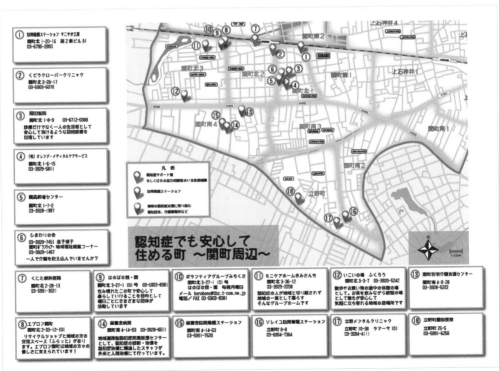

写真2　練馬区関町地域の認知症支援サービスについてまとめた「おたがいさまマップ」

携しながら地域の認知症支援のつながりを広げ，認知症と共に歩む地域づくりを目指した取り組みを実施している。

【地域の多様な事業者や住民と連携する工夫】

地域の高齢者・認知症支援に関わる「お互い」のことを知る「おたがいさまマップ」（写真2）の作成も，そうした試みの一つである。

地域には，認知症の人や高齢者を支えるためのさまざまな介護サービス事業所や医療機関，民間事業所，地域団体があるが，それぞれの詳しい事業内容や取り組みは互いによく知らないという状況があった。志寒氏は，認知症のある人の生活を支えるために地域の中で協力し合うには，まずはそれぞれの関係者の取り組みの内容を知ることが必要だと考えた。そして，これらの取り組みを1枚のマップとして「見える化」することで，地域の人にも「認知症と共に歩む」ことに安心してもらえるのではないかと考え，地域の関係者と共に作成を開始した。

地域包括支援センターや介護サービス事業所，民間事業所など，高齢者や認知症のある人と関わる関係者が集まり，高齢者や認知症のある人への支援に関して自分たちがどのようなことをしているのかを地図の上に書き込んでいった。このマップの作成を通して，地域の人たちとの「顔の見える関係」がつくられるというメリットも得られた。

マップは，地区祭での配布や協力団体での配架により，住民に配布されており，これを見た住民からの問い合わせや相談，実際に家族の介護に活用できたとの意見も届いている。また，他の地域からも参考にしたいとの相談があり，マップ活用の試みが広がっている。

マップ作成後，NPO法人認知症フレンドシップクラブが実施する「RUN 伴」（Ⅱ-第2章の3）を参照）や，練馬区が主催する「練馬つながるフェスタ」などのイベントを通じた活動によって，地域の高齢者・認知症支援の輪を広げてきた。しかし，2020年以降は，新型コロナウイルス感染症（COVID-19）感染拡大によって地域の関係者が一堂に会することが難しくなり，それまで築いてきたつながりが途絶えつつあった。加えて，介護に関わる，あるいは今後関わっていく可能性のある若い世代の人たちの多くは日中働いており，平日の日中に開催される介護や認知症に関するセミナーには参加しにくいという課題も感じていた。

そこで，地域で認知症の支援を担う関係者同士が交流を図ることができ，また，地域の若い世代が気軽に介護や認知症の情報に触れることができる方法として，YouTubeによる情報発信に着目した。地域の関係者がそれぞれの立場や所属機関で行っている支援の内容などを紹介した短い動画を撮影し，YouTube「おたがいさまチャンネル」で公開している。今後は，こうした工夫がさらに必要となるだろう。

(3) 小規模多機能型居宅介護事業所における支援の実際

　社会福祉法人協同福祉会（奈良県）は，「市民生活協同組合ならコープ」を母体とする法人で，県内で21の事業所を運営している。特別養護老人ホームや小多機，看多機，訪問看護事業所，保育園など，さまざまなサービスを提供しながら，「お年寄りから子どもまで，誰もが安心して暮らせるまちづくり」に取り組んでいる。特に小多機は，県内各地で12事業所を運営しており，多くの高齢者の在宅生活を支えている。

　利用者のその人らしい生活を守るために職員が身につけるべき考え方や技術を模索してきた中で作成されたのが，「10の基本ケア」である（表3）。利用者の尊厳を守り，住み慣れた在宅での生活を取り戻すために，基本となる介護の考え方や支援の方法を整理したもので[15]，第1のケアから順番に実践し，日常生活での自然な動きを尊重した生活リハビリテーションを行いながら，利用者の自立した在宅生活の実現を目指している[16]。

　以下では，同法人が実施する，その人らしい生活を支えるための支援について，具体的な取り組みや実践事例をもとに紹介する。

表3　「10の基本ケア」の内容[16]

1. 換気をする	ケアの基本は，換気です。新鮮な空気を取り入れ，衛生的な環境を守ることからケアが始まります。感染症の拡大を予防するケアです。
2. 床に足をつけて座る	床に足をつける習慣を身につけることによって，足に筋力がつき安定した座位が取れるようになります。手をつき立ち上がれるようにもなります。生活リハビリで転倒骨折ゼロをめざしています。
3. トイレに座る	人間の守るべき尊厳の基本はトイレで排泄することです。トイレに座ることにより自然排便を促すことができ，便秘を予防することができます。オムツゼロを目指します。
4. あたたかい食事をする	自分で調理をしたり，盛り付けしたり，いいにおいを感じながら親しい人と楽しく食べることで社会性を保ちます。誤嚥防止のために，食事前に口腔ケア体操も行います。
5. 家庭浴に入る	湯船にゆったり浸かる習慣は日本のすばらしい文化です。生活リハビリを継続し，生活の基盤をつくり自分の力でお風呂に入れるケアを行います。
6. 座って会話をする	安心感をもってもらえるように，座って会話を行います。若年性認知症の人も含め，認知症への理解を深め，社会から隔離しないケアを行い，家族をサポートできる職員を育て，施設内ケアから町内ケアで見守ります。認知症ケアで行方不明ゼロをめざしています。
7. 町内にお出かけをする	買い物や外食に出かけて，地域住民と触れ合うことは社会性を保つために大切なことです。行事ではなく，外出を生活の一部として行います。
8. 夢中になれることをする	自分らしく，好きなことに夢中になれる機会や，居場所づくりに取り組みます。
9. ケア会議をする	自分の街で住み続けられるよう，社会性と暮らしを守る「あすなら安心システム25」の"ケアプラン"をつくり，職員はチームでケアできる体制を整え，家族を含めサポートします。
10. ターミナルケアをする	元気なときから人生の最後まで，訪問看護の強化と地域医療との連携で，自宅でのターミナルケアを支えます。

〔事例 2 : 在宅での看取りを叶える〕

　末期肝細胞がんで病院に入院していた 80 代の男性・B さん。退院後のことを考え，家族から事業所に小多機の利用について相談があった。

　入院前は飲食店を経営しており，日中は息子が調理場で作業をする様子を後ろから見守りながら過ごすことが多かった。同法人エリアマネジャーの安部氏が初めて B さんに会ったときは要介護 1 で，本人は「入院はしたくない」「ずっと家で過ごしたい」「たまにお店ものぞいて様子を見たい」という希望をもっていた。小多機利用開始時のサービスとしては，家族が仕事のため，日中 1 人になる B さんの安否確認や食事の準備を中心に支援を行った。

　しかし，病気の進行とともに B さんの身体機能は徐々に低下していった。自宅での入浴が困難になってきたころ，職員が事業所で入浴をしていくかと声を掛けたが，「他人が入った風呂なんて入れない」と拒否されたため，職員は本人の意思を尊重した。

　その後も B さんの希望や心身の状態を確認しながら，本人の主体性を尊重したケアを続けた。同時に，最終的には病院に入院するのか，自宅で最期まで過ごすのかを決めておく時期に差し掛かってきた。

　後者を希望する場合，まず，在宅医療が必要となる。これまでは大きな病院に通っていたが，在宅医療につなぎ，どのようにすれば自宅で最期を迎えられるか，必要な準備や今後の流れなどについて家族と話し合った。そして，本人も含めた話し合いの場も設け，本人が「最期まで家にいる」ことを希望したため，在宅医療・介護体制を整えることを伝えると，「それなら任せる」と本人からも了承が得られた。

　早速，往診や訪問看護を導入し，在宅医療の環境を整えて，最期まで自宅で過ごすケアプランで支援することになった。担当事業所のある奈良県天理市では，オンラインの医療・介護連携支援システムが活用されており，B さんについても医療と介護が連携できる体制が整備された。B さんの看取りが近づいたころ，家族に伝えて最期の時を一緒に過ごしてもらった。家族は親戚に連絡をとり，B さんは多くの親族に見守られる中，居間のベッドで息を引き取った。

　過去の研究でも，認知症療養者が小多機を利用しながら，最期まで在宅生活を継続した事例が複数報告されている[17]。認知症を有する療養者の看取りにおいても，本人の主体性を尊重しながら，状態に合った小多機サービスの調整と医療・介護が連携した支援体制づくりが実践されている。

〔久貝波留菜・五十嵐 歩／執筆協力：ミニケアホームきみさんち　志寒浩二氏・
社会福祉法人協同福祉会天理エリア　安部裕則氏〕

2）引用・参考文献

1）厚生労働省（2005）：2005 年度介護保険法改正.
　〈https://www.mhlw.go.jp/topics/kaigo/gaiyo/k2005.html〉［2022.2.1］
2）松井典子（2017）：働く場としての介護保険サービス（2）地域密着型サービス：特徴と誕生の背景. コミュニティケア, 19（3）：33-36.
3）厚生労働省（2019）：第 77 回社会保障審議会介護保険部会, 資料 1-2「地域包括ケアシステムの推進（多様なニーズに対応した介護の提供・整備）」, 令和元年 5 月 23 日.
　〈https://www.mhlw.go.jp/content/12601000/000511402.pdf〉［2022.2.1］
4）厚生労働省（2020）：第 180 回社会保障審議会介護給付費分科会, 資料 1「通所介護・地域密着型通所介護・認知症対応型通所介護」, 令和 2 年 7 月 20 日.
　〈https://www.mhlw.go.jp/content/12300000/000650016.pdf〉［2022.2.1］
5）厚生労働省（2020）：第 187 回社会保障審議会介護給付費分科会, 資料 4「認知症対応型共同生活介護（グループホーム）の報酬・基準について（検討の方向性）」, 令和 2 年 10 月 9 日.
　〈https://www.mhlw.go.jp/content/12300000/000681073.pdf〉［2022.2.1］
6）厚生労働省（2020）：第 179 回社会保障審議会介護給付費分科会, 資料 4「小規模多機能型居宅介護」, 令和 2 年 7 月 8 日.
　〈https://www.mhlw.go.jp/content/12300000/000647292.pdf〉［2022.2.1］
7）厚生労働省（2020）：第 179 回社会保障審議会介護給付費分科会, 資料 3「夜間対応型訪問介護」, 令和 2 年 7 月 8 日.
　〈https://www.mhlw.go.jp/content/12300000/000647291.pdf〉［2022.2.1］
8）厚生労働省：介護事業所・生活関連情報検索「介護サービス情報公表システム」：公表されているサービスについて.
　〈https://www.kaigokensaku.mhlw.go.jp/publish〉［2022.2.1］
9）松井典子（2017）：働く場としての介護保険サービス（2）地域密着型サービス：サービスの実際. コミュニティケア, 19（5）：56-59.
10）政府統計の総合窓口（e-Stat）：令和 2 年介護サービス施設・事業所調査（厚生労働省）「地域密着型サービス」.
　〈https://www.e-stat.go.jp〉［2022.2.1］
11）厚生労働省：介護事業所・生活関連情報検索「介護サービス情報公表システム」：7. 認知症高齢者グループホーム（認知症対応型共同生活介護）.
　〈https://www.kaigokensaku.mhlw.go.jp/care_services_guide/care_services_guide_service07.html〉［2022.2.1］
12）渡邊里香, 小野博史, 芳賀邦子, 他（2020）：看護小規模多機能型居宅介護の地域分布の実態把握. *Phenom. Nurs.*, 4（1）：O11-O19.
13）宮崎和加子（2020）：中山間地域の独居認知症高齢者の暮らしを支える. 老年精神医学雑誌, 31（5）：499-505.
14）厚生労働省：介護事業所・生活関連情報検索「介護サービス情報公表システム」：地域密着型介護老人福祉施設入所者生活介護（地域密着型特別養護老人ホーム）.
　〈https://www.kaigokensaku.mhlw.go.jp/publish/group19.html〉［2022.2.1］
15）日本生活協同組合連合会（2019）：平成 30 年度厚生労働省老人保健健康増進等事業推進費等補助金老人保健健康増進等事業「在宅生活を支える重度化予防のためのケアとその効果についての既存指標を用いた調査研究」報告書.
16）社会福祉法人協同福祉会（2019）：認知症になってもひとりで暮らせる. クリエイツかもがわ.
17）永田千鶴, 松本佳代（2010）：エイジング・イン・プレイスを果たす小規模多機能型居宅介護の現状と課題. 熊本大学医学部保健学科紀要, 6：43-62.

3）認知症初期集中支援チームの活動の実際

（1）認知症初期集中支援チームとは

認知症初期集中支援チームとは,「複数の専門職が, 認知症が疑われる人や認知症の人及びその家族を訪問し, 観察・評価を行った上で, 家族支援等の初期の支援を包括的・集中的に行い, 自立生活のサポートを行う」[1]チームである.

2012 年, 厚生労働省が設置した「認知症施策検討プロジェクトチーム」が発表した報告書[2]の中で, 認知症初期集中支援チームの配置が提案された. これは, 従来の認知症施策において, 認知症の症状が悪化してから医療機関を受診していると

いう早期対応の遅れが生じていることを問題視し，イギリスの「メモリーサービス」を参考にして初期支援を包括的・集中的に行うことを目指していた。同年に策定された「認知症施策推進5か年計画（オレンジプラン）」にも認知症初期集中支援チームの設置が位置づけられ，モデル地域でのパイロット事業を経て，2021年現在は，ほぼすべての市区町村に設置されている。2019年発出の「認知症施策推進大綱」では，2025年までに訪問実人数が年間4万件，そのうち医療・介護サービスにつながる者の割合が65%という数値目標が設定されている[1]。

2019年の調査[3]では，チーム設置機関の内訳が，地域包括支援センターが62.2%，それ以外の行政が13.6%，認知症疾患医療センターが5.1%，それ以外の医療機関が12.1%となっている。チームの構成員として保健師・看護師が含まれることが最も多く，そのほか，社会福祉士，介護福祉士，精神保健福祉士，作業療法士，行政の担当部門の職員，対象者の介護支援専門員（ケアマネジャー）などにより構成され，さらに，認知症の専門医・認知症サポート医が配置される。

1チームが担当する地域の人口規模は自治体により異なるが，1年間の支援対象者数は平均17.5人で，55.7%のチームは10人以下である[3]。

なお，事業開始当初は，認知症のある人を発症後早期に支援し，認知症の行動・心理症状（BPSD）などによる危機的状況を回避することを主眼としていた。しかし，実際の支援事例においては，対象者の37.9%がいわゆる「困難事例」に該当したと報告されている[4]。栗田[5]はその背景として，困難な状況に置かれている認知症のある人・家族が数多くいるにもかかわらず従来の政策で適切に対処できていないこと，専門性の高い認知症初期集中支援チームの力が求められていることを指摘している。

(2) 支援の流れ

典型的な初期集中支援チームの動きは，下記のとおりである[3,6,7]。

① 対象者の把握

支援が必要と思われる対象者の情報が家族，近隣住民，ケアマネジャーなどから地域包括支援センターに入る。そこで初期集中支援チームによる支援が必要だと判断されれば，チームの構成員が対象者についての情報収集を行う。地域包括支援センター自体にチームが設置されている場合は，通常の総合相談機能から連続してチームの活動が開始されることになる。

② 訪問前チーム員会議

収集した情報をもとにチーム員会議を行い，支援の方針，初回訪問の目標などを検討する。

③ 初回訪問

　対象者の自宅において対象者や家族と面接し，心身機能・生活状況・環境・介護者の負担感についての情報収集とアセスメントを行う。アセスメントには「地域包括ケアシステムにおける認知症アセスメントシート」（DASC-21）や「認知症行動障害尺度」（DBD-13）などが用いられる。

　初回訪問の段階では，対象者本人と会えない，家にも入れてもらえないこともあり，粘り強くていねいな関係づくりが求められる。また，「困難事例」であるほど本人の思いと家族の思いの間にズレが生じていることも多いため，必要に応じて別々に話を聞くなどしつつ，双方の思いをしっかりと受け止め，互いの思いを伝える役割を担うこともある。対象者の把握から初回訪問までは平均 26.4 日かかっているが，31.8% のチームは 7 日以内に初回訪問を行っている[3]。

④ チーム員会議

　初回訪問で得た情報をもとに再度チーム員会議を行い，支援方針を決定する。支援件数が多いチームであればチーム員会議を定例開催とし，複数の事例をまとめて検討していく。チーム員には複数の機関，専門職が含まれているため，専門性を活かして役割分担も決定する。

⑤ 受診・サービス調整

　多くの場合，次に専門医の受診・検査，要介護認定申請ができるように調整を進め，家族介護者支援と並行して本人の継続的な医療・介護サービスの利用を実現していく。通常，認知症専門医の受診には数か月かかることも多いが，初期集中支援チームには専門医・認知症サポート医や行政職員も含まれており，緊急性の高い事例での受診やサービス利用が比較的スムーズに進みやすい。支援がうまく進まない場合は，再度チーム員会議において支援方針を修正する。

⑥ 終結・モニタリング

　継続的な医療・介護サービスの利用や，BPSD の軽快・対応上の困難性の軽減が達成できた場合は，その時点で初期集中支援チームによる支援は終結し，担当のケアマネジャーなどに支援が引き継がれる。おおむね 6 か月間が支援期間とされており，対象者ごとの支援日数は平均 147.8 日である[3]。

(3) 地域共生社会の実現における認知症初期集中支援チームの役割

　認知症初期集中支援チームでは，複数の組織・専門性に属するチーム員が包括的・集中的に支援を行い，(a) 本人の視点に立って必要な社会的支援を統合的に調整する役割が期待されており，縦割りの個別サービスだけではこぼれ落ちてしまうケースにも柔軟に対応しやすい。さらに，(b) ある対象者への支援を通して関連機関間・

専門職間のネットワークを地域社会に構築し，次の支援に活かすというような機能も期待される。

粟田[5]は，このようなチームの働きのことを，(a) コーディネーションと (b) ネットワーキングとして概念化している。このような機能は地域共生社会における「多様・複合的な課題について，福祉分野だけでなく，保健・医療，権利擁護，雇用・就労，産業，教育，住まいなどに関する多機関が連携し，市町村などの広域で解決を図る体制を確保する」[8]という目的にも通じるものである。

(4) 支援の実際

ここでは，複数の事例を再構成した架空事例をもとに，(a) コーディネーションと (b) ネットワーキングの視点から，認知症初期集中支援チームがどのように対応したかを見ていく。本事例の概要は，表のとおりである。

表　本架空事例の概要

基本情報	80代の男性，前頭側頭型認知症（介入後に診断）。
家族	妻とは死別。50代・独身の息子（COVID-19流行のため，在宅勤務中）と同居。
介入前の状況	本人は，1人でバスに乗って民間のスポーツジムに通っている。最近，バスの乗り間違い，スポーツジムでの他の利用者への攻撃的言動，近所のコンビニエンスストアで支払いをせずに商品を持ち出すなどのトラブルが繰り返し発生するようになった。死別した妻が入院していたときの対応で不快な思いをしたために，本人・息子ともに病院に対する不信感がある。 **【本人の意向】** 健康のために運動を続けたいという気持ちが強い。 **【息子の意向】** 在宅生活を継続させたいが，スポーツジムやコンビニエンスストアでのトラブルが心配。今は在宅勤務が中心のため家で見ていられるが，今後出社が必要になったときには，通所介護（デイサービス）などを利用させたい。
〔支援の流れ〕 ① 対象者の把握	スポーツジムに1人で通うのは無理だと考えた妻が生前，要介護認定申請。通所介護を体験見学したが，何もいわずに事業所から走り出そうとするなど興奮状態になり，利用できず。担当介護支援専門員（ケアマネジャー）を通して認知症初期集中支援チームに相談。
② 訪問前チーム員会議	担当ケアマネジャーから得た情報をもとに，現状の課題を整理。 ・認知症症状の悪化から，1人で出掛けて行方不明になるおそれ，他の利用者とのトラブルが増えるおそれがある。また，再び転倒・骨折する危険性が高い。 ・認知症専門医につながっておらず，適切な医療体制がない。 ・介護サービスが導入できず，息子の負担が大きい。 医療への不信感があることから，無理に専門医受診をすすめず，信頼関係の構築を重視することとした。 今後も継続的に関わり，本人との信頼関係が最も必要であるため，主にケアマネジャーが本人の話を聞くことで役割分担をした。 [(a) コーディネーションの (ii) 総合的アセスメント，(iii) 情報共有]
③ 初回訪問	チームの保健師，社会福祉士，担当ケアマネジャーと同行訪問。 息子の介護へのねぎらいや，生活状況のアセスメント。医療に対する不信感があったため，傾聴しながら，専門医受診の必要性を主に保健師が説明。また，介護方法や介護短時間勤務制度などについて社会福祉士から助言。本人が興奮状態になったときは，訪問中，ケアマネジャーが本人と個別に話すようにした。時間をかけて説明をしたことで，息子の不信感は薄れ，専門医受診の意向が固まった。 [(a) コーディネーションの (i) 信頼関係の形成，(iii) 情報共有，(iv) 多職種協働]

④チーム員会議 (1)	チーム員，認知症疾患医療センターの専門医と精神保健福祉士，担当ケアマネジャー，担当地域包括支援センター職員，市の担当保健師が参加。現在の本人の認知症のアセスメント，家族状況を中心に，専門医療により介護や生活がしやすくなる可能性があるのかを検討。 専門医から，「前頭側頭型認知症の可能性があり，診断や適切な薬物治療の検討が必要」との助言があり，認知症専門医を受診して介護方針を決めていくこととした。 [（a）コーディネーションの（ii）総合的アセスメント，（iii）情報共有，（iv）多職種協働]
⑤受診・サービス調整 (1)	専門医受診。本人は医療への不信感があり，病院から出て行ってしまう可能性があるため，家族やケアマネジャー，チーム員，精神保健福祉士で役割分担し，受診ができるよう支援。前頭側頭型認知症の診断がつき，薬物療法を開始。 【サービス調整】 本人には運動したいとの気持ちが強いため，最初は訪問看護のみ利用とし，体調管理や在宅でのリハビリテーションを中心に支援。しばらくして，担当の理学療法士との信頼関係が築けてきたため，理学療法士がすすめる形で同一事業所のリハビリ特化型通所介護も利用開始できた。 [（a）コーディネーションの（i）信頼関係の形成，（iii）情報共有，（v）社会的支援サービスの調整]
④チーム員会議 (2)	利用開始した通所介護事業所の職員も参加。専門医から前頭側頭型認知症の症状や治療，対応方法の助言をもらい，対応方法を検討。薬物療法が開始になり，ケアマネジャーや通所介護事業所と主治医間で試験的に導入したICTによる多職種連携システムを関係者間で活用し，薬の効果やBPSDの状況，生活状況などの情報共有を効率的に行う体制をつくった。 [（a）コーディネーションの（iii）情報共有，（iv）多職種協働，（b）ネットワーキング]
⑤受診・サービス調整 (2)	息子から隣人に現在の本人の認知症の状況を話し，何かあれば連絡をもらうよう協力を依頼すると，快諾してくれた。 息子の承諾を得て，息子と一緒にケアマネジャーやチーム員，行政，地域包括支援センターが分担し，関係機関に協力依頼の案内文書を作成・配布して協力を依頼。 バス会社ではすでに本人のことを把握しており，「今後も安心してバスに乗れるよう，見守りなどの協力をする」と快諾してもらった。 スポーツジムでも他の利用者とのトラブルがあったが，出入りを禁止されることもなく，見守りを継続してもらった。 コンビニエンスストアでも，「開業当時からの常連のお客さんなので，警察沙汰にはしたくない」といってもらい，商品を持って行った場合は家族に連絡をして後から家族が代金を支払うなどの対応をしてもらうようになった。 息子は勤務先に介護のことを話し，はじめのうちは通所介護利用日のみ出社するように調整した。また，時間単位の介護休暇制度も利用し，サービス担当者会議や通院時の相談にも十分に時間をかけて参加できるようになった。 [（a）コーディネーションの（v）社会的支援サービス調整，（b）ネットワーキング]
⑥終結・モニタリング	チーム員会議を開き，多職種連携システムを活用してモニタリングを継続することとし，チーム員による支援は終結とした。 その後，多職種連携システムを活用することで別の通所介護事業所も利用することができた。息子からは一時入院の話も出ていたが，適時，薬物療法の調整を行いながら，介護サービスを利用し，在宅生活を継続している。

　実際の初期集中支援チームの活動事例については，「認知症初期集中支援チームの効果的な活用に向けた調査研究事業報告書」[4)]を参照されたい。

(a) コーディネーション

　コーディネーションには，(i) 信頼関係の形成，(ii) 総合的アセスメント，(iii) 情報共有，(iv) 課題解決に向けた多職種協働，(v) 社会的支援サービスの調整と

いう 5 つの柱がある[5]。

（i）信頼関係の形成

　初回訪問の時点では，信頼関係の形成が大きな割合を占める。本事例では，本人が時折，興奮状態になることもあったが，ケアマネジャーが分担して本人と話をするなどしている。また，息子にも医療への不信があったため，介護へのねぎらい・傾聴をしつつ，再度の医療受診に向けて信頼関係を構築している。

　本事例では同居家族がいるが，本人が独居であれば初回訪問で家にすら入れないことが考えられるため，時間をかけて本人と接点をもち，関係構築の糸口を見出す必要がある。

（ii）総合的アセスメント

　総合的アセスメントには，認知症に関する深い理解が不可欠であり，ここに初期集中支援チームの専門性が活かされる。本事例での総合的アセスメントは，初回訪問以前から始まっており，担当ケアマネジャーからの情報収集を通して本人や家族の意向を確認している。初回訪問時には聞き取り・観察内容から，専門医療により介護や生活がしやすくなる可能性があるが，本人の衝動性により病院内で受診・検査を待つことが困難であると判断しており，病院とも連携して受診支援の準備を進めている。

（iii）情報共有
（iv）課題解決に向けた多職種協働

　総合的アセスメントの情報・検討内容はチーム員会議において共有され，2 回目の会議以降は情報コミュニケーション技術（ICT）による多職種連携システムを導入することで，複数事業所間での情報共有の効率化を図っている。本事例では，チーム員会議には本人・家族は含めていないが，訪問時に専門医受診の必要性や介護方法についての情報を家族に対して説明している。

　家族への説明においては，保健師と社会福祉士がそれぞれの専門性に基づいて役割分担しており，さらに専門医から介護事業所に対しても疾患特性についての情報共有が行われている。

（v）社会的支援サービスの調整

　認知症初期集中支援チームは，最終的にいくつかの社会的支援サービスの調整を行うことになるが，本事例においては 5 つの領域の社会的支援の調整を行っている。つまり，「受診と医学的診断」「複数の介護サービス」「近隣住民とのつながり」「民間企業」「家族支援」である。このとき，単に支援者や家族の思いだけで調整を進めるのではなく，本人の意思を尊重し，意思決定プロセスに本人も加わることが大

切である。

(b) ネットワーキング

　ネットワーキングは，特定の対象者に焦点を当てずに平時（具体的な困りごとが発生する前）から行われるが，「事例を通してつながる」ということが多い。本事例においては，バス会社，コンビニエンスストア，スポーツジムなどとのネットワーキングが行われている。

　BPSD に関連して何かしらの地域トラブルが発生することがあり，支援が遅れると地域における認知症に対する不安や偏見が強まる危険性がある。しかし，トラブルが発生した状況では認知症に対する関心が高まっていることから，認知症についての理解・連携を深めるチャンスでもある。

　本事例では，各施設・店舗でトラブルが発生していたが，関係機関が分担して協力依頼文書を作成しながら，協力依頼を行っていった。その結果，見守りに協力してもらったり，トラブルが発生しても柔軟な対応をしてもらえたりするようになっていった。ここで一度形成されたネットワーク・信頼関係は，今回の事例以外においても活用されるだろう。すべてを認知症初期集中支援チームが担うわけではないが，このタイミングで地域住民や各職域の従業員を対象とした認知症サポーター養成講座を行うこともできる。

　また，介護事業所においても，本事例をきっかけに，関係者間のネットワークはもちろん，前頭側頭型認知症に対する知識や，ICT による多職種連携ツールのスキルが集積されている。

　以上のように，認知症初期集中支援チームでは，複数の組織・専門性のチーム員が専門的な知識・経験を活かし，情報共有と多職種協働を進めながら，本人との信頼関係に基づいて社会的支援の調整を行っている。支援者の立場としては，最初のうちはどのようにチームを動かせばよいのか戸惑うこともあるが，困難な課題を抱えた認知症のある人への支援を 1 人で抱え込まず，また独りよがりにならずに進めていくために，「チームの力を借りる」という気持ちで臨むとよいだろう。

　実態としてチームが対応するのは，ここで紹介したようないわゆる「困難事例」が多く，チーム員が疲弊したり，途方に暮れたりすることもあるだろう。しかし，それだけ，チームの力なくしては解決できない問題が存在しているということである。1 人ずつ場当たり的に対処するのではなく，支援事例を通して新しいネットワーク，知識，スキルの集積も行っていると考えるようにしたい。また，支援の積み重ねの中で新たな地域課題が明らかになり，施策化にもつながることもある。そしてその積み重ねが，地域共生社会の実現へと導くのである。　　　　〔松本博成〕

3）引用文献
1) 認知症施策推進関係閣僚会議（2019）：認知症施策推進大綱.
2) 厚生労働省認知症施策検討プロジェクトチーム（2012）：今後の認知症施策の方向性について.
3) 国立長寿医療研究センター（2020）：認知症初期集中支援チーム設置後の効果に関する研究事業.
4) 国立長寿医療研究センター（2019）：認知症初期集中支援チームの効果的な活用に向けた調査研究事業報告書.
5) 栗田主一（2020）：認知症初期集中支援チームと地域包括支援センター：コーディネーションとネットワーキングという観点から. 日本老年医学会雑誌,（57）：22-27.
6) 前田潔, 梶田博之（2015）：認知症初期集中支援チーム：神戸市における活動の現状と今後の課題：活動1年目と2年目の比較（特集 認知症初期集中支援チームの現状と課題：処遇困難症例に対する臨床現場での実際の対応を交えて）. 老年精神医学雑誌, 26（10）：1131-1136.
7) 家根明子, 小野塚元子, 長瀬雅子（2020）：認知症初期集中支援チーム員による当事者の認知症への対処に関する意思決定に向けたかかわり. 老年社会科学, 41（4）：400-408.
8) 厚生労働省「我が事・丸ごと」地域共生社会実現本部（2017）：「地域共生社会」の実現に向けて（当面の改革工程）.

4） 訪問看護事業所における認知症支援の実際

（1）訪問看護と認知症療養者

　　訪問看護は，病気や障害があっても，住み慣れた地域で人生の終点まで自分らしく生きることができるように支援することを目的として[1]，療養者の居宅（もしくはそれに類似する居住系介護施設など）に看護師などが赴き，療養上の世話または必要な医師の診療の補助を行うサービスである[2]。

　　近年，その数は継続的に増加し，2021年時点で全国約13,000の訪問看護事業所がサービスを提供している[3]。利用者は，年齢や疾患，状態によって介護保険もしくは医療保険の適用となり，2019年時点でそれぞれ約55万人（訪問看護費）と約29万人（訪問看護療養費）が訪問看護を利用している[2]。

　　業務には，主に下記のような内容が含まれる[4]。

- ・療養生活の相談・支援　　・家族の相談と支援
- ・病状や健康状態の管理　　・住まいの療養環境の調整
- ・医療処置　　　　　　　　・療養生活に必要な社会資源の活用
- ・疼痛などの苦痛の緩和　　・病院から在宅への移行準備
- ・リハビリテーション　　　・看取り
- ・精神的支援

　訪問看護は，認知症の人の在宅生活を支える上で重要な公的サービスの一つである。2019～2021年に訪問看護事業所および居宅介護事業所を対象に実施された調査では，訪問看護を利用している75歳以上の高齢者において，5割以上が認知症日常生活自立度Ⅱ（日常生活に支障をきたすような症状・行動や意志疎通の困難さが多少見られても，誰かが注意していれば自立できる）以上であり，主疾患としても認知症が2割と最も多かった[5]。つまり，訪問看護利用者において，何らかの認知機能障害を認める場合が多く，そのような利用者への訪問看護師による適切な認知症ケアが重要である。

表 認知症療養者への訪問看護が効果的だと思われること（上位３つまで）[7]

支援内容	件数	割合(%)
身体疾患の発見（便秘，脱水，肺炎など）	1,393	85.4
服薬管理（薬剤のシンプル化など）	1,214	74.4
家族支援	999	61.3
多職種連携	579	35.5
生活環境の整備による在宅生活継続	468	28.7
他のサービスにつなぐ（専門医，地域の社会資源など）	460	28.2
認知症の重度化予防	196	12.0
虐待防止や早期発見と対応	166	10.2
意思決定支援	133	8.2
その他	13	0.8
無回答	13	0.8
全体	1,631	

一方で，サービス開始時点で認知症と診断もしくは評価されていない場合もあるため，訪問看護師は利用者の認知症予防と早期発見に努め，状態に合った医療やケアを本人や家族，他職種とチームになって検討し，利用者の家族も含めて包括的に支援していくことが期待される[6]。

(2) 訪問看護師による認知症支援

認知症療養者に対する訪問看護師の支援は多岐にわたる。

訪問看護師を対象とした調査によると，認知症療養者に対して訪問看護が効果的だと思われる支援内容としては，身体疾患の発見，服薬管理，家族支援などの回答が多い中，多職種連携や在宅生活の継続，他のサービスにつなぐなどについても，約３〜４割が，訪問看護が効果的だと思われると回答していた（表）[7]。

具体的には，訪問看護師は，全身状態のアセスメントから過度な体重減少や食欲低下などの異常を発見し，早期受診・早期治療につないだり，患者の服薬状況を確認し，必要な服薬支援を行ったりしている。特に服薬支援では，医師に相談し，薬剤を利用者が飲みやすい形態やタイミングに変更してもらったり，本人の生活習慣をもとに一般的な服薬カレンダーではなく日めくりカレンダーに薬剤を貼付したり，看護師が薬を渡すタイミングを調整できるように薬局と連携するなどの工夫がなされていた[7]。また，認知症療養者の家族に対しても，訪問時に利用者と離れて個別に話を聞いたり，電話やメールで相談を受けたりと，家族への支援も実施されている。

認知症はそのステージによって，療養者の状態や必要となる支援も変化していく[6]。認知症疑いの時期から認知症の後期，終末期まで，認知症療養者や家族の状態を観察・アセスメントしながら支援内容を調整していくことが重要である。

実際の支援の詳細は，II - 第３章の4）を参照されたい。　　　〔久貝波留菜〕

4）引用・参考文献
  1）日本訪問看護財団：訪問看護とは（医療・福祉関係者むけ）.
    〈https://www.jvnf.or.jp/homon/homon-1.html〉［2022.2.1］
  2）厚生労働省（2020）：第182回社会保障審議会（介護給付分科会）資料3「訪問看護」, 令和2年8月19日.
    〈https://www.mhlw.go.jp/content/12300000/000661085.pdf〉［2022.2.1］
  3）全国訪問看護事業協会（2021）：令和3年度訪問看護ステーション数調査結果.
    〈https://www.zenhokan.or.jp/new/topic/basic〉［2022.2.1］
  4）中島紀恵子（2017）：認知症の人びとの看護, 第3版, 医歯薬出版.
  5）東京大学大学院医学系研究科健康科学・看護学専攻高齢者在宅長期ケア看護学分野（2021）：令和2年度
    厚生労働省老人保健事業推進費等補助金老人保健健康増進等事業「要介護高齢者等に対する看護介入に
    よる効果検証事業」報告書.
    〈http://www.adng.m.u-tokyo.ac.jp/image/R2_ elderlyhealth service_report.pdf〉［2022.2.1］
  6）原礼子（2015）：プリンシプル 在宅看護, 医歯薬出版.
  7）全国訪問看護事業協会：令和2年度厚生労働省老人保健健康増進等事業推進費等補助金老人保健健康増
    進等事業「訪問看護師による認知症高齢者と家族の支援に関する調査研究事業」報告書.

5）　訪問診療における認知症支援の実際

（1）訪問診療とは

　　認知症のある人が住み慣れた地域でその人らしく暮らし続けることができるように，在宅医療・ケア体制の構築が進んでいる。

　　訪問診療とは，医師が患者の居所（自宅等）で行う在宅医療のうち，通院が困難な患者に対して計画的・定期的に訪問して診療を行うものであり，患者からの要請を受けて臨時に訪問する「往診」とは区別される[1]。2017年時点で訪問診療を行っている診療所数が20,167件，病院数が2,702件であり[2]，訪問診療を受けた患者数は116.3万人と推計されている[3]。

　　訪問診療を行っている病院・診療所のうち，24時間対応体制等の一定の施設要件を満たすと在宅療養支援病院・診療所として，さらに，医師数や緊急往診実績等の要件を満たすと機能強化型として届け出ることができ，診療報酬上の評価が得られる。

（2）認知症のある人への訪問診療

　　2014年の調査によると，自宅等で訪問診療を利用する患者の約半数が，認知症高齢者の日常生活自立度Ⅱ以上であり，訪問診療利用の原因病名としても，認知症が32.9%を占めている[4]。また，訪問診療を受ける在宅の認知症のある人の58.2%は訪問看護を利用していたと報告されている[5]。

　　一般に，訪問診療は身体機能の低下や疾患の悪化により通院が困難になったときに利用される。認知症のある人の場合は，行動・心理症状（BPSD）の悪化や，受診に対する強い不安・恐怖などのために医療機関までの移動や待ち時間に耐えられない場合にも有効である。このような場合は外来通院自体を未利用・中断していることがほとんどであり，地域包括支援センターや介護支援専門員（ケアマネジャー）から依頼を受けて訪問診療を開始することが多い。介護保険サービスや訪問看護

利用のために主治医意見書や訪問看護指示書を出してもらうことを喫緊の目的として，往診・訪問診療が利用されることもある。

　また，訪問診療では，外来診療では見えてこない生活の実態や生活障害を把握することができる[6]。認知症の治療を目的とするよりも，訪問看護・訪問薬剤管理・介護保険サービスなどと連携しながら，認知症のある人の BPSD の緩和や介護者への助言，併存疾患の治療・管理などを行うことが期待される。

(3) 他機関との連携

　訪問診療では，認知症のある人に対し，具体的にどのような支援を行っているのか。ここでは，機能強化型在宅療養支援診療所・医療法人みらい みらい在宅クリニック（神奈川県横浜市）を例に，特に他機関の看護職との連携について解説する。

　同クリニックには，2021 年 4 月現在，21 人の常勤医師が勤務し，約 1,000 人の個人宅の患者に訪問診療を行うほか，有料老人ホームや特別養護老人ホームなどの嘱託も請け負っている。訪問診療の対象者の約半数ががんの患者であり，認知症のある人に対して訪問診療を行うのは，かかりつけ医で外来診療を行っていた心不全などの患者の認知症が悪化し，通院が困難になったケースが多い。

❶ 平時の連携

　地域包括支援センターや居宅介護支援事業所，訪問看護事業所などとの連携を，医師が直接行っている。

〔実践例〕

　連携機関の看護職からの電話連絡を事務員が受けた場合に，折り返しの連絡を医師が行う。

　また，同クリニックで使用している在宅医療用電子カルテは，連携先の訪問看護師やケアマネジャーも閲覧・記録できる。訪問看護師は訪問診療時の診療内容を確認するだけでなく，訪問診療時に重点的に診察してほしい内容や，処方に関する依頼を書き込むことができる。

〔実践例〕

　ある患者への対応において，医師と家族との相談の場に訪問看護師が参加できなかったが，医師がこの電子カルテに相談内容の詳細を記入していた。後日，訪問看護師が医師に連絡した際にも，事前に電子カルテを確認していたため，相談内容についての共通認識が形成されており，円滑に連携を進めることができた。

　このように，診療所の医師と他機関の看護職などが直接話す機会をもつことに

よって，患者の状態に関する細かなニュアンスを共有することができ，信頼関係の構築につながっている。また，ICTの活用によって，同行訪問やカンファレンスができないときにも，連携を切らさないようにすることができている。

❷ 介入困難ケースでの連携

〔対応事例〕

　認知症があり，精神疾患も併存していた独居の80代の女性。キーパーソンの姪が時折食事を差し入れていたが，日常的に手厚く支援することは難しい状況だった。生活環境は劣悪で，近隣から地域包括支援センターに「悪臭がする」という通報があり，センター職員の保健師が介入することになった。

　しかし，保健師が訪問しても追い返されてしまうような状態が続いた。保健師は，地域のケアマネジャーにこの状況を相談し，対応方法を模索していたが，かかりつけ医がおらず，介護保険サービスを導入することもできないでいた。そこで，ケアマネジャーは同クリニックの医師に「今はまだ介入ができていないが，徐々にいろいろな支援を実施していきたいと思っている。そのためにぜひ訪問診療をお願いしたい」と依頼をした。

　医師は，このケアマネジャーとは以前からの連携によって「顔の見える関係」が築けていたため，協力して支援を実施できると考え，訪問診療を開始することを決めた。訪問診療を開始した当初は，訪問を拒否され，玄関より先に上がることはできなかったが，何度も訪問を繰り返しながらしだいに家の中への訪問が可能となり，必要な治療・支援を行うことができるようになった。

　本人の納得が得られず，訪問診療以外のサービスの導入はできなかったが，必要になったときにはすぐに利用できるようにケアマネジャーが準備し，見守りを行いながら在宅生活を継続することができた。

　本事例では，訪問診療医とケアマネジャー・保健師とが，過去の連携を通じて信頼関係を築けていたことで，継続的な医療支援につなぐことができた。

　また，同クリニック医師は，この事例を通して，地域に暮らす認知症のある人へ支援を行う上で，本人や家族・連携機関の存在の中で，自分がどのような役割を担うべきかを柔軟に判断することの重要性に気づいたという。介護保険制度や地域の現状を深く理解している地域包括支援センターや居宅介護支援事業所の看護職が，対象者のケアプランの全体像を示した上で，各段階で医師に求める関わり方を具体的に提案することが，連携をよりスムーズにするだろう。

〔髙岡茉奈美・松本博成／取材協力：みらい在宅クリニック　開田脩平氏〕

5）引用文献
1）令和2年厚生労働省告示第57号「診療報酬の算定方法の一部を改正する件」，第2章第2部．
2）厚生労働省（2018）：平成29年医療施設調査．
〈https://www.mhlw.go.jp/toukei/saikin/hw/iryosd/17/dl/02sisetu29-3.pdf〉［2022.2.1］
3）厚生労働省（2019）：平成29年患者調査．
〈https://www.mhlw.go.jp/toukei/saikin/hw/kanja/17/dl/01.pdf〉［2022.2.1］
4）厚生労働省（2015）：平成26年度診療報酬改定の結果検証に係る特別調査（平成26年度調査）の結果について，平成27年10月7日．
〈https://www.mhlw.go.jp/file/05-Shingikai-12404000-Hokenkyoku-Iryouka/0000099934.pdf〉［2022.2.1］
5）樋上容子，樺山舞，糀屋絵理子，黃雅，山本真理子，秋山正子，小伽那，中村俊紀，廣谷淳，福田俊夫，玉谷実智夫，奥田好成，生島雅士，馬場義親，長野正広，樂木宏実，神出計（2019）：訪問診療を受ける在宅認知症患者の行動心理症状と関連要因の検討：横断調査研究（OHCARE study）．日本老年医学会雑誌，56（4）：468-477．
6）新田國夫（2018）：在宅医療．日本医師会編，認知症トータルケア，メジカルビュー社，p.318-319．

 topics ▶ 新型コロナウイルス感染症の流行が認知症のある人の生活に及ぼした影響

　新型コロナウイルス感染症（COVID-19）の流行は，認知症のある人の生活にも大きな影響を及ぼしている。

　認知症のある人は感染予防の必要性を理解することが難しいことや，環境の変化に適応することが困難であることから，手洗いやマスクの着用などの適切な感染予防行動をとることができない場合がある。さらに，外出自粛や介護サービスの縮小，施設における面会制限などによる身体機能の低下や，行動・心理症状（BPSD）の増悪などの問題が指摘されている。

　2020年6〜7月に広島大学共生社会医学講座・公衆衛生学講座，日本老年医学会が共同で実施した調査によると，介護支援専門員の38.1％が認知症のある利用者に影響があったと回答しており，特にBPSDの出現・悪化，認知機能の低下，身体活動量の低下などをあげた[1]。

　本章の5）で紹介した訪問診療に携わる在宅療養支援診療所医師の開田氏も，こうした問題が顕在化していることを実感しているという。たとえば，ある高齢の夫妻は，要介護認定を受けている妻が感染を恐れて通所介護（デイサービス）の利用を控えるようになり，それに伴い夫も外出を控えるようになった。その結果，2人とも日常生活動作（ADL）と認知機能が低下して在宅での生活が難しくなり，特別養護老人ホームへ入所することになった。また，これまでタクシーやバスを利用して1人で外出していた独居の高齢者が，外出を控えるようになり，気力・体力，認知機能が急激に低下し，結果的に老衰で亡くなったということもあったという。

　2）で紹介したグループホーム管理者の志寒氏は，生活を制限することにより認知症のある人の不安が増強し生活が破綻してしまう危険性を感じており，感染対策とそれによる入居者への影響のバランスをとりながら生活を支援することを意識していると語った。たとえば，外出して買い物をすることの感染リスクに配慮して，職員が代わりに買い物をするようになると，入居者本人の「自分で買いたい」という気持ち自体がなくなってしまうおそれがある。「『○○したい』という気持ち」を大切にし，感染リスクができるだけ小さくなるよう，店や時間帯を選んで買い物に行ってもらうようにしている。また，介護職がマスクを着用し口元の表情が見えなくなることにより，認知症のある人の不安が助長されたり，コミュニケーションが難しくなったりする。会話をするときには，「ミュージカルのように」表情や口調を強調しゆっくりはっきり声を出すこ

とで，伝えたいことを伝わりやすくする工夫を行っているという。

　前述の広島大学・日本老年医学会の調査結果に基づき，認知症のある人が必要な感染予防を行いながら，外出自粛による認知・身体機能への影響を減らすための日常生活のポイントがまとめられたパンフレットが公表されている[2]。今後，現場でのケアの実践から，認知症のある人がCOVID-19への感染を予防しながら生活を維持する「新しい生活様式」に関する知見を蓄積し，共有していくことが求められる。　　　　　　　　　　　　　　　　　　　　　　　〔五十嵐　歩〕

topics　引用文献

1）広島大学大学院医系科学研究科共生社会医学講座（2020）：【研究成果】新型コロナウイルス感染症の拡大により，認知症の人の症状悪化と家族の介護負担増の実態が明らかに〜全国945施設・介護支援専門員751人のオンライン調査結果〜.〈https://www.hiroshima-u.ac.jp/news/59484〉［2022.2.1］
2）広島大学大学院医系科学研究科共生社会医学講座，他（2020）：認知症をお持ちの方とご家族の方へ，1.1版.〈http://inclusivesociety.jp/pdf/201207_02.pdf〉［2022.2.1］

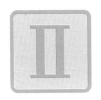

Ⅱ 認知症のある人が
暮らしやすいまちに

―多職種と当事者の協働による取り組み―

当事者・家族の居場所・相談の場づくり

1) 認知症ケアにおける認知症カフェの役割とその実践に求められること

　今ではどこのまちにもあるといっても過言でないくらい，多くの認知症カフェができている。

　少し似通った活動として，「子ども食堂」がある。地域の中にあって，そこを求めている人がいるという点では似ているかもしれないが，運営上，かなり異なる点もある。サイエンスカフェや哲学カフェなどという催しもあって，それも似ているところがあるかもしれない。

　しかし，「認知症」＋「カフェ」だから，「認知症の人や認知症に興味をもっている人が集まってお茶を飲みながら話し合う場所をつくればいいのね」と思って始めると，失敗してしまうであろう。

(1) 認知症カフェの源流を知る

　認知症カフェの源流を探っておくことが，認知症カフェの基本を見失わないことに通じると思うので，見直しておきたい。

　今となっては，1972年に発刊された有吉佐和子の『恍惚の人』を知っているという人は減っているかもしれない。日本社会が1970年，世界保健機関（WHO）の定義による「高齢化社会」（人口の7%が65歳以上）を迎えた直後に「認知症」と向き合う大変さを世に知らしめベストセラーとなった小説である。後に映画化もされ，話題を呼んだ。日本の社会が認知症に向き合うすべを何ももっていないことが示されていた。

　その後，1980年に現在の「認知症の人と家族の会」が設立され，家族同士が介護の苦労や工夫を話し合い，認知症介護のための社会的な基盤が必要であることを政策にも訴える活動が展開された。そこで月1回開催される「つどい」は，日本における認知症カフェの源流といえる（本章の3）を参照）。

　2000年に介護保険制度が施行されるころになると，認知症の本人が秘めているさまざまな力があることを示す活動も登場した。エスポアール出雲クリニックの看護師・石橋典子氏らの活動や，滋賀県守山市の藤本クリニックで始まった「もの忘れカフェ」の活動などである[1,2]。同時期に行われていた，認知症の人の生きる力を支える宅老所やグループホームの活動も，認知症カフェに通じるところがある。グループホームも普及とともに姿を変えてきた面があるが，当初は，認知症と共に

生きることを地域で支えていくための拠点として期待を集めていた[3]。

　これらが日本における素地としてあったが，2012年6月，厚生労働省から「今後の認知症施策の方向性について」と題するオレンジプランのもととなる文書が示された。この中に，「認知症カフェ」が日本で公式文書に初めて記載されたが，それに遡ること数か月，京都の認知症ケアの現場で働く医療・介護等の専門職や「認知症の人と家族の会」が結集して「認知症の人と共に生きる地域包括ケア」を目指すための声明文ともいえる指針が「京都文書」として示された[4]。

　その文書およびそれに伴って行われたデルファイ法による調査結果には，介護保険が始まって10年あまり，筆者自身も物忘れ外来を始めて10年あまりが経過していたが，それまでの認知症ケアの活動の延長線上には「認知症の人と共に生きる2025年の地域包括ケア」はないことが暗に示されていた[4]。

　調査の設問において，「認知症を生きる人から見た地域包括ケアという観点から，できていること」そして，「できていないこと」という2つの質問に対して，それぞれ65個，63個の可能性がある取り組みを聞いた。すると，「その人らしさを大切にした認知症ケア」など，「できている（可能性のある）こと」としての問い65個のうち，「できている」と合意された項目はたったの2個しかなかった。

　一方，「病院看護師の認知症理解」など，「できていないこと」として候補にあげられた63個のうち25個は「できていない」として合意がなされた。

　これらの結果により，京都文書の声明に加わっていた人々にとって，これまでの活動の延長線上には未来がないと気づかされたことは大きな衝撃であった。

　その事実に背を押されて始まったのが京都での認知症カフェであり，筆者自身のカフェも含め，いくつものカフェが登場した。活動開始当初は，上述した日本でのカフェの源流となるさまざまな活動を織り交ぜる形でのカフェが形成されていったが，国際的な潮流も探索する中で，1997年にオランダのベレ・ミーセンらが創始したアルツハイマーカフェや，イギリスで行われていたメモリーカフェの方法論が参考になった[5]。

　アルツハイマーカフェは，認知症の人とその家族の心理的治療やカウンセリングやケアを主眼としつつ，くつろいだ空間を重視し，実施に当たってはそれを実現するための時間的内容的構造をもっている。一方で，メモリーカフェも同様の趣旨をもっているが，比較的自由な運営を行っている。矢吹は，ベレ・ミーセンと共著でアルツハイマーカフェについて詳しく紹介している[6]。

　これらのほかに，認知症ケアの基本としての「パーソンセンタードケア」の理解なども重要である[7]。このようなさまざまな源流が日本の認知症カフェにあることを知っておくことが，地域共生社会を創り出していくために役立つ。

（2）認知症カフェの実践

❶ 基準がないことの功罪

　日本における認知症カフェは，上述したように国の施策として行われていることもあり，都道府県，市区町村ともに推進しているが，明確な施設基準は存在しない。国として，「認知症カフェとは，認知症の人と家族，地域住民，専門職等の誰もが参加でき，集う場」という大まかな定義を示し，その後，厚生労働省の「老人保健健康増進等事業」において数次にわたり全国調査や事例集を作成しているため，おおよその方向性は示されているが，人員配置や開催頻度，実施内容などの基準はない。

　このような基準のなさがカフェという自由度を担保しているのかもしれないが，自治体や運営者によって解釈が異なることは課題でもある。自治体によっては，地域ごとのオレンジプランや委託事業・助成事業などでカフェ開催概要を定め，一定の資金援助を行っているところもあるが，全国的に普及している開催概要があるとはいえない。

　そこで，認知症カフェの源流も踏まえ，認知症カフェの実践に何が求められるかを示しておきたい。

❷ 実施の目的

　認知症カフェ実施の目的はいくつかある。

　1つには，認知症の人が自分らしさを理解され，持てる力を発揮し，仲間と共に活動できる場所をつくること。

　2つ目には，認知症の人の家族が認知症の人と共に過ごす中で生じてくる悩みを気軽に相談でき，適切な情報が得られる場所をつくること。

　3つ目に，地域の住民が認知症についての理解を深めたり，認知症についての情報を得たり，相談できる場所をつくること。

　そして4つ目に，認知症の人と関わる医療・介護の専門職をはじめ，認知症の人と関わりのある人や認知症の情報を得たいと思う人が気軽に集まる場所をつくること，などであろう。

　このように集まった人が，居心地よくコミュニケーションができるカフェを定期的に開催することが，認知症カフェのエッセンスといえる。

❸ 意義

　筆者自身が2つの認知症カフェを運営してきた中から，認知症カフェにおける具体的な活動を図1に示す。認知症カフェは「認知症」＋「カフェ」であり，上述したように，認知症の人や認知症に関係がある人が集まってお茶やコーヒーを飲むだけでは認知症カフェにはならない。認知症カフェの目的に沿って，認知症の人やその家族のニーズを知り，有意義なコミュニケーションができる関係性をつくることが「認知症」の部分であり，そこを居心地のよい空間にし，認知症に関する情報

交換が有効に行える場所をつくることが「カフェ」の部分である。それぞれに求められる具体的な動きをこの図 1 に示している。

　次に，認知症カフェの運営全体を見渡したとき，諸要素の組み立てがどのようになっているかを図 2 によって示す。これは，2018 年度に厚生労働省の「老人保健健康増進等事業」で行われた全国の認知症カフェを対象としたアンケート調査を分析して得られた結果をまとめたものであるが，認知症カフェに集まってくる人が，どのようなことに認知症カフェの意義を見出しているかがわかる。カフェを運営する立場から見ると，どのようにカフェを運営していくのが望ましいかが示されている[8,9]。開催頻度やカフェの内容などを考えていく目安になる。この調査のデータからは，1 か月に 1 回，1 回あたり 2 時間程度で実施されているカフェが 60% 程度とかなりの割合を占めることもわかっている。

　このように，1 か月 1 回，2 時間の開催で図 2 のようなニーズを満たす運営を行おうとすると，30 分ごとに区切って，認知症に関する専門職などへの気楽なインタビューの時間，インタビューなどをもとに話し合う時間，音楽演奏などでくつろ

| ・認知症の人のニーズの把握
・家族のニーズの把握
・認知症の人同士の結びつきへのサポート
・家族同士の結びつきへのサポート
・地域住民のニーズの把握 | 接客関連 |
| ・キッチン，物品補給，保守，記録，経理
・ボランティアスタッフのシフト作成・連絡
・利用者との連絡・利用調整
・地域との調整，広報，地域資源開拓 | カフェの運営 |

図 1　認知症カフェスタッフの実際の動きと役割分担

・認知症の人	回数は月 1 回よりも多いのがよい コンサートやアクティビティが楽しみ 特にプログラムが決まっていないのもよい 同じ立場の人と話し合えるのがよい
・認知症の人の家族	回数は月 1 回ぐらいがよい 同じ立場の人と話し合えるのがよい 専門職と相談できるのがよい
・地域住民	回数は月 1 回よりも多いのがよい ミニ講話が勉強になってよい 専門職と相談できるのがよい

図 2　認知症カフェに来店する人のニーズ（効果を生み出すためのカギ）

ぐ時間などの時間的内容的構造をもつアルツハイマーカフェ形式が有効であろう。ただし，それぞれの地域での認知症への理解度や，運営者が地域課題として考えることなどによって，開催頻度や集まる人の割合，カフェの時間の持ち方などにバリエーションが存在することは必然であろう。

(3) 認知症カフェ運営上の課題

● 認知症カフェと医療とのミスマッチ

人口2万あたり1か所存在するというくらいに普及してきた認知症カフェであるが，日本で本格的に運営されるようになって数年以上が経過しているにもかかわらず，まだまだ課題は多い。

1つには，認知症カフェを地域につくったのはいいが，認知症の人やその家族が足を運んでくれないという課題，そして，それと表裏一体ともいえるが，かかりつけ医や認知症専門医が認知症の診断を行ったとき，地域資源として認知症カフェは紹介するのに適した場所なのかわからないという課題がある。つまり，認知症と診断を受ける人は日々多くいるのに，気軽な話し合いや相談などを行う場である認知症カフェの存在が知られていないということは，認知症カフェと認知症医療の間に情報交流が不足しているということであり，両者のミスマッチともいえる。

その課題を解決するための一つの調査として，認知症カフェと医療関係者に関する基礎調査を行った[10]。その研究からは，認知症カフェの開催案内をチラシの形で医療機関や薬局に置いているカフェの方が，認知症の人やその家族の来店者が多いこと，チラシを置くこととも関係するが，認知症の人やその家族を紹介してくれる医師などが多いほど，認知症の人やその家族の来店者が多いことがわかってきた。

認知症カフェには，スタッフとして地域内の病院・診療所・訪問看護事業所・薬局・地域包括支援センターなどに所属する医療関係の職種がボランティアもしくは勤務として関わっていることも多いが，調査を行った148か所のカフェのうち，2/3で医療関係者がカフェ運営に関わっており，職種の内訳としては看護師が最も多かっ

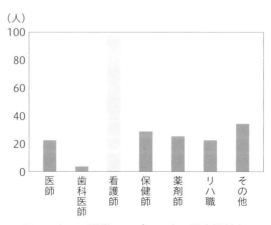

図3　カフェ運営メンバーの中の医療関係者

た（図3）。認知症カフェという医療と地域ケアをつなぐ拠点で看護師の参加が多いのは，うなずける結果であろう。看護師を中心として，病気としての側面を知りつつ，認知症ケアや地域ケアとの親和性をもつ医療関係者の存在は，認知症の人とその家族を医療機関から認知症カフェへ，そして認知症カフェから医療機関へと結びつける役割とともに，地域の民生委員や介護職と医療機関の医師，薬剤師などを結びつける役割も果たすことも期待されている。

　もう少し具体的に書くと，認知症というのは脳の病気であり，その疾患の種類や重症度によりさまざまな認知機能障害や精神症状，日常生活動作（ADL）の低下を伴うため，その支援のためには，それぞれの見極めや支援方法を知っていることが望まれる。一方で，診断・治療という通常の医療の役割だけではなく，生活者・人間としての認知症の人の生き方や生活，周囲の人々とのつながりを大切にするマインドをもっていて，関わる人同士を結びつけたり，それぞれが役割を見出せるよう支援したりすることが望まれる。

❷ スタッフ研修の必要性

　認知症カフェをめぐってのもう一つの課題として，スタッフ研修がある。認知症ケアについては目に見える手技などはないため，誰がどのようなスキルをもっているか，見極めることが難しい。そもそも，認知症カフェの運営に参加するに当たって予備知識をもっていくことが必要かどうかでさえ，認識されていない場合も多い。

　認知症ケアの基本を示したトム・キットウッドは，認知症ケアは「単なるやさしさや良心でできるものではない」と記している[7]。認知機能障害をもった人，その人々と関わりのある家族などの心理的な負担や悩み，地域住民の理解度に合わせた助言などを行っていくためには，研修が重要である。専門職と市民ボランティアなどが共通言語をもって認知症カフェの運営に携わるためにも，研修の中で共通言語を習得していく必要がある。認知症カフェ運営に携わるすべての人が同じような能力をもつ必要はなく，サッカーや野球のチームプレイのように，それぞれの持ち場でのスキルの違いがあってもよいが，スタッフ同士がコミュニケーションを行っていくためには，共通言語が必要である。

　そのため筆者らは，「認知症カフェスタッフ自己評価票」（表）を作成し，検証も行ってきた。日本の認知症カフェには標準的な初期研修が設定されていないが，この自己評価票とそのマニュアルを読み合わせることなどを通じて初期研修を行っていただくことも一つの研修方法ではないかと考えている。また，初期研修前，初期研修後，スタッフとして参加して6か月・1年後などに評価することで，個々のスタッフがもつスキルの手掛かりにすることができると同時に，1つのカフェのスタッフが複数いる場合は，その平均値を出してみることで，そのカフェ全体のスキルを知ることや役割分担の材料にすることもできる。ぜひ活用いただければと考えている[11-13]。

表　認知症カフェスタッフ自己評価票

認知症カフェスタッフ自己評価票　　　　　　　　　　　日付＿＿＿＿＿＿　氏名＿＿＿＿＿＿＿＿＿＿	
以下の1～20の項目について，自己評価点の欄に，0. まったくしていない・できない，1. あまりしていない・できない，2. ある程度している・できる，3. おおよそしている・できるという基準で0～3を記入してください。項目の記載内容について，ほとんど知識がないか，わからない場合も0と記入してください。	自己評価点

認知症の人とのかかわり

1	「介護してあげる」という一方的な気持ちではなく，友人として一緒に楽しもうとしていますか？	
2	遠隔記憶（昔のことなど）と近時記憶（最近のことや10分前のこと）の違いを理解して，本人と会話をすることができますか？	
3	疾患の種類や重症度を意識して，本人へのかかわりや会話，助言，同行ができますか？	
4	病識の有無や程度を理解して，本人へのかかわりや会話などができますか？	
5	本人の得意なことや興味があることを引き出すことができますか？	
6	本人の不安感を意識し，安心を与えるような会話やかかわりができますか？	

認知症の人の家族とのかかわり

7	認知症の人を見守る家族の気持ちを理解し，家族が話したいと思えるような傾聴ができますか？	
8	家族の認知症症状への理解が不十分な場合，病気の特徴や接し方をアドバイスできますか？	
9	家族が困っていることに対し，助言ができますか？	
10	介護保険サービス利用や地域資源などに関して適切なアドバイスができますか？	
11	認知症の人だけではなく，家族の健康や生活について配慮できていますか？	

認知症の人と家族双方へのかかわり

12	認知症の人と家族の相互関係について理解して，両者が良い関係になるようにコーディネートができますか？	
13	家族が，日々の生活の中で，従来認知症の人がしていた役割を担っていることを理解し，心理的支援や助言ができますか？	

認知症についての一般的知識やカフェスタッフとしての振る舞いについて

14	中核症状と行動・心理症状をきちんと理解して，治療期間や治療目標の違いについてアドバイスすることができますか？	
15	認知症の人に良い状態と悪い状態があることを意識し，その状態が周囲の人の理解や接し方によって変化することを理解できていますか？	
16	認知症の人や家族などに，認知症カフェやその他の地域資源の情報が届いていない場合などもあることに気がついていますか？	
17	若年性認知症の場合の本人・家族の特別な心境や制度利用について知識を持ち，かかわることができますか？	
18	ボランティア同士の考え方が異なるとき，ときには他者のやり方に従ってみようと思うことはできますか？	
19	地域の人々のニーズをくみ取り，認知症についての地域啓発に大切な助言を行うことができますか？	
20	カフェでコーヒーを入れたり，運んだり，来店者を案内したり，カフェのしつらえを手伝うなど，居心地良いカフェになるよう，かかわっていますか？	

　　　　以上，認知症カフェの意義と具体的な活動指針を示すため，認知症カフェの源流から実践，課題を記載してきた。地域ごとの特性による工夫やCOVID-19流行下などでのオンラインを用いた認知症カフェの開催などについては，筆者も関わった「老人保健健康増進等事業」の資料をインターネットでダウンロードするなどして参照いただければと思う[14, 15]。また，認知症の人や家族の思いなどを認知症カフェなどで役立てるガイドブックに仕上げた冊子も「老人保健健康増進等事業」で作成し，インターネットからダウンロードできるようになっている[16]。併せてご参照い

ただければと思う。1人でも多くの人が地域共生社会を築く活動に気軽に参加して
みようと思われることを願っている。　　　　　　　　　　　　　　　　〔武地　一〕

1)引用文献
1)　石橋典子（2007）：「仕舞」としての呆け—認知症の人から学んだことば，中央法規出版．
2)　藤本直規（2008）：認知症の医療とケア—「もの忘れクリニック」「もの忘れカフェ」の挑戦，クリエイツか
　　もがわ．
3)　外山義（2003）：自宅でない在宅，医学書院．
4)　京都式認知症ケアを考えるつどい実行委員会（2012）：認知症を生きる人たちからみた地域包括ケア，クリ
　　エイツかもがわ．
5)　武地一（2015）：認知症カフェハンドブック，クリエイツかもがわ．
6)　矢吹知之，ベレ・ミーセン編著（2018）：認知症カフェ企画・運営マニュアル，中央法規出版．
7)　トム・キットウッド（2005）：認知症のパーソンセンタードケア，筒井書房．
8)　認知症介護研究・研修仙台センター（2017）：認知症カフェの実態に関する調査研究事業報告書，2017年
　　3月．
　　〈https://www.dcnet.gr.jp/pdf/download/support/research/center3/list_center3/sh28_cafe_doc_mk.pdf〉
　　〔2022.2.1〕
9)　Takechi, H., Yabuki, T., Takahashi, M., et al.（2019）：Dementia cafes as a community resource for persons
　　with early-stage cognitive disorders：A nationwide survey in Japan. J. Am. Med. Dir. Assoc., 20（12）：1515-
　　1520.
10)　Takechi, H., Yoshino, H., Kawakita, H.（in press）：Effects of the participation and involvement of medical
　　professionals in dementia cafés on the attendance of people with dementia living at home and their family
　　caregivers. J. Alzheimers Dis.
11)　武地一（2017）：ようこそ，認知症カフェへ，ミネルヴァ書房．
12)　NPO法人オレンジコモンズ（2019）：認知症カフェスタッフ自己評価票（DCSA）．
　　〈https://orangecommons.jimdofree.com〉〔2022.2.1〕
13)　Takechi, H., Yamamoto, F., Matsunaga, S., et al.（2019）：Dementia cafés as hubs to promote community-
　　integrated care for dementia through enhancement of the competence of citizen volunteer staff using a new
　　assessment tool. Dement. Geriatr. Cogn. Disord., 48（5-6）：271-280.
14)　認知症介護研究・研修仙台センター（2018）：よくわかる！　地域が広がる認知症カフェ．
　　〈https://www.mhlw.go.jp/content/12300000/000523084.pdf〉〔2022.2.1〕
15)　認知症介護研究・研修仙台センター（2020）：外出自粛時の認知症カフェ継続に向けた手引き．
　　〈https://www.mhlw.go.jp/content/12300000/000692601.pdf〉〔2022.2.1〕
16)　認知症の人と家族の会（2020）：認知症の人と家族の思いをより深く知りたいあなたへ．

2）　はたらく・役割をもつ場の提供
—地域密着型通所介護 “DAYS BLG !”／東京都町田市—

（1）はたらくデイサービス

　　東京都町田市にある住宅街の一角で，一般住宅の1階をリフォームし，地域密
着型通所介護（デイサービス）DAYS ＢＬＧ！（以下，BLG）として2012年8月
1日より開始している。ここでは，「利用者」と「スタッフ」という支えられる側
と支える側の線引きをしていない。集うすべての人が「メンバー」と呼ばれ，時間
を共有し，活動を一緒にする仲間という水平の位置づけであるからだ（表1）。後
述するが，この位置づけは社会的な処方でもあり，地域共生へと続くものである。

　　たとえば，認知症と診断され，地域とのつながりが希薄化，もしくは寸断され孤
立している認知症の人たちも安心して「素」になれるような集える場がBLGである。
そこで仲間意識をもった人たちがグループとなり，地域へ出掛けて行き，地域に貢

表1 DAYS BLG！の概要

定員	13人／日，月曜日〜土曜日
平均要介護度	2.3
専門職	4人／日（常勤2人，非常勤2人）
資格	介護福祉士，介護支援専門員（ケアマネジャー），精神保健福祉士，看護師，理学療法士

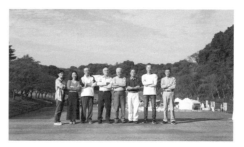

写真1 「はたらくこと」で生きがいやつながりが育まれる

献する仕事を引き受けている。

　仕事の一部は有償の仕事として，企業等から謝礼が支払われる。地域に貢献し，時には謝礼をもらうことは，生きがいにつながる。「はたらくこと」は，地域とのつながりを生み，その人の役割をつくり，仲間を育む（写真1）。

　こうした活動は，通所介護事業の一環として行われており，BLGの活動は多岐にわたっている。その一つが，「はたらくこと」を活動の中心に据えていることだ。この「はたらく」にもさまざまな種類があり，さらにはそれらをその日に選んで参加できる，自己選択と決定を促している，国内でも数少ない取り組みなのだ。

❶ 活動のベースは自己選択と決定

　ここで，1日のスケジュール例を見てみたい。

```
 9：30    BLG 到着
         バイタル測定＆お茶
 9：40    朝のミーティング
         ・午前中の活動
         ・昼食の選択（弁当，外食，手づくり，他）
10：30    午前の活動開始
11：30    活動終了
11：50    昼食場所へ
13：10    午後のミーティング
         ・午後の活動
         ・ティータイムのお菓子の準備（購入，手づくり）
13：30    午後の活動開始
15：30    活動終了
15：40    ティータイム
15：50    1日の振り返り
16：30    終了の一本締め
```

※COVID-19感染拡大を受け，通所サービスから訪問サービスに切り替えたメンバーが1人いたほか，カラオケランチは自粛となったが，それ以外の変更はない。

　自己選択と決定の場は全員参加の午前・午後のミーティングによって決めているが，ほかにも本人に聞くことからすべてを始めている。

　そして，活動の中心でもある「はたらくこと」には，表2に示すように，大きく分けて3つの要素がある。

　いずれも，「自らが役に立てる」「まだまだできる」と実感することができること

表2 「はたらく」の内訳

① 有償の仕事	・Honda：ディーラーで展示車両の洗車 ・キヤノン：商品開発モニター ・富士通：アプリ開発 ・花王：ユニバーサルデザイン商品開発 ・こどもの国（社会福祉法人運営）：ベンチ清掃（写真2）
② ボランティア	・市内学童保育クラブ（14か所）：認知症をテーマにした紙芝居の読み聞かせ ・近隣の高齢者世帯：電球交換，草取り ・近隣幼稚園：レクリエーションに使用する道具製作の補助 ・事業所：領収書整理や連絡ノートづくりなどの事務仕事
③ 子ども交流	駄菓子屋経営，家事等お手伝い教育

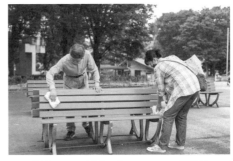

写真2 こどもの国でのベンチ清掃

で，自信の回復につながっている。

特に① 有償の仕事については，現在多くの企業等と協業している。もちろん，これらはすべて通所介護事業の一環であり，活動の一部である。

また，仕事の受注数が多い場合は，地域の障害福祉サービス就労継続支援B型事業所[*1]と仕事をシェアすることでノルマをクリアしている。たとえば，敷地面積が広くベンチ数も多いこどもの国では，ベンチ清掃の区分けをし，メンバーが無理のない範囲でストレスを溜め込むことなく，充実感や満足感をもてるよう工夫している。

★1 年齢や心身の状態から，通常の事業所での雇用継続が困難になった障害者に，生産活動機会や就労の支援を行う。

❷ 昼食にも自己選択と決定を尊重

さまざまな活動が自己選択，決定を経ていくつかのグループに分かれて行われているのだが，活動は「はたらく」だけではない。大半の通所介護事業所では昼食も献立どおりの内容で，選択余地はない。そして上げ膳・据え膳というのが当たり前なのだが，BLGでは昼食も自己選択と決定をせねば出てこない。つまり，昼食の提供は行っていないのだ。

当たり前のことなのだが，介護保険サービスを利用することになったとしても，今までの日常生活をいかに継続することができるのか，BLGはここに力点を置いている。だからこそ，昼食も以下のように考えている。

　① 外食

　② カラオケランチ（弁当購入後にカラオケボックスで歌いながら昼食）

　　※ COVID-19 感染拡大下においては自粛中。

　③ 弁当購入，BLG室内

　④ 調理，BLG室内

これもいくつかのグループに分かれるのだが，自らが選んだものを食すことは，満足感につながっていく。

私たちの日常は，自己選択と決定の連続によって成り立っている。だからこそ，

私たちは介護保険という制度上のサービスであっても，自己選択と決定を尊重して促している。非日常ではなく，あくまでも日常の延長線上に BLG はある。

（2）地域共生への社会的処方

「地域共生」というと何となくイメージできるかもしれないが，それに対する「社会的処方」というとイメージしにくいかもしれない。ここでは，Honda ディーラーでの事例を通して，BLG メンバーが活動することで相手先企業の人たちが変わっていったことに的を絞ってお伝えしたい。

まず，営業活動は，必ずメンバーと一緒に行っている。やはり企業の担当者が認知症当事者と直接，話をすることで，ステレオタイプのイメージが変わる大きな力になると考えているからだ。また，メンバーと一緒に営業活動をすることで，より深くメンバーの人柄を知ることができる。何より，メンバー自身ができることとできないことを判断しながら，相手先の企業と無理のない範囲で仕事内容をすり合わせ，仕事を獲得するというプロセスを大切にしている。

この営業活動は，「認知症があっても，まだまだ，さまざまなことができる」ということを粘り強くメンバーと一緒に伝え続け，同時に CSR（corporate social responsibility；企業の社会的責任）と pay for performance（費用対効果）という視点からも説明している。

Honda ディーラーでも同様にメンバーと一緒に営業活動をし続け，2014 年 2 月，「まずはトライアル期間を設けて，展示車両の洗車から始めてみましょう」と Honda カーズ東京中央町田東店*² の担当者から告げられた。ここまでに費やした期間はおよそ 1 年 6 か月。前述のプロセスを大切にしているからだ。後に担当者は，「実は，これまで認知症の人に対してもっていたイメージは悪かった。しかし今は違う。認知症であっても私たち以上にできることがあると知った。特に，仕事に対する姿勢は新入社員に見習わせたいほどだ」とまでいってくれるようになった。

しかし，活動が始まってから何か月が経ったある日，展示車に傷がついているのが見つかった。この傷に対して，「あの人たち（BLG メンバー）がつけたのではないか」という社員がいた。少し磨けば直るくらいの傷だったが，やはり人は認知症のせいにしたがったのだ。しかしそのとき担当者は，社員に「皆さんも失敗しませんか？　僕たちが洗車しても傷つけたことはなかったですか？」と問い掛けた。何かが当たったり，指輪が擦れたりということが実際にはあるそうだが，傷をつける程度や頻度は，社員と変わらないとそのときに改めてわかったと話してくれた。メンバーをとがめるような意見をいった社員も，「確かに僕たちも傷つけるか……」と納得した。この話を聞いたとき，この担当者が認知症に対する理解をここまで深めてくれていることが伝わってきた。

これは 1 つの自動車販売店での事例であるが，認知症の人が洗車という仕事をする中で車に傷がついた場面では，「ほんの小さな傷も許されない社会」であること

★2　https://
sodan.e-65.net/
voice/support/
007/
[2022.2.1]

が露呈している。同じように，電車が1～2分遅延しただけで駅員に詰め寄ったり，謝罪を要求したりする人がいるのも，「1分の遅れも許されない社会」の一側面を表している。このような社会では，確かに認知症の人がはたらくことは難しいだろう。しかし，このような社会は，認知症の人だけでなく「誰もが生きにくい社会」なのではないだろうか。今の社会は，このような生きにくさが広がっている状況といえるだろう。

　このような社会の中で，認知症の人が実際に洗車という仕事をすることによって，私たちは「自分たちも車を傷つけることはあるか」と気づき，「このくらいの傷なら，磨けば大丈夫」「そのために保険に入っているのだから」と，冷静に対応することができる。そして，自分たちがこんなにもきついはたらき方，ぎりぎりの生き方をしていたことに気づく。つまり，BLGメンバーを起点として，生きにくさで凝り固まった社会を溶かし始めている。「ケアされる側」であった認知症の人が，「誰もが生きやすい社会に変える存在」になり，社会や人々を「ケアする側」になっているといえるのだ。これが地域共生へとつながる，BLGから見た社会的処方である。

(3) 活動「はたらく」を通じて見えてきたもの

　以上のように，自己選択と決定を経てはたらく活動を，企業協同や地域とのつながりの中で推進してきた。そして，その中から見えてきたものがある。それは，仲間という存在だ。年齢や性別，そして認知症，障害，病気を超えた仲間という存在。活動を通じてできることをシェアし，難しい部分やできない部分を補い合い，皆で完成を目指し，達成感を得る。さらには，仲間意識が醸成されてくると，弱さを開示することもできるようになる。開示された相手も同調し，失敗しても責められることがない。これは一種のピアサポートにもなっている。

　私たちは，このような状態を，冒頭でも紹介したように「素」になれる場所と呼んでいる。この「素」になれる場所とは，誰もが癒やされる場所でもある（写真3）。そのような場所に仲間がいるからこそ，メンバーはまた参加したいと思える。その繰り返しにより，さらに仲間意識は強くなっていく。それは普通の，当たり前の日常生活を送り続けるために。

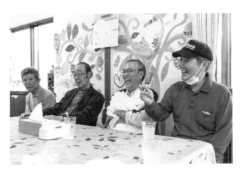

写真3　年齢や性別，病気などを超え，「素」になれる場所

（4）生活を支える専門職としての視点と支援のポイント

　超高齢社会においては，病気や障害，認知症などとうまく付き合い，工夫をしながら生活していくことが前提となる。「生老病死（しょうろうびょうし）」という言葉があるが，まさに人生を言い表している。

　医学モデルから生活モデル，さらには社会モデルへと脱却していく必要があるのだが，それにはわれわれ専門職の視点や支援をアップデートしていかねばならない。たとえば，病気や障害，認知症などが「個人を覆っている」のではなく，「個人にくっついている」状態をイメージする。その場合，本人がどの場面や時間などで不便だと感じているのか，つまずいているのか，生活しにくいと思われているのか，アセスメントしていく。つまり，本人にとって障害となっているのは何かを知らねばならない。その障害を取り除くことで，または解決することで，個人のQOLが高くなるだろう。そして，障害を取り除き解決したことで，他の人にとっても暮らしやすくなる一歩へとつながる。

　たとえば，スーパーマーケットなどのレジで考察してみよう。現在は無人レジ（セルフレジ）が多くなってきているが，認知症の人が会計時に混乱して，額の大きな紙幣を出し，小銭が溜まっていくという話を聞いたことがある人は少なくないはずだ。しかしメンバーに聞いてみると，「後ろに人が並んでいるプレッシャーから，スムーズに会計せねばならないという思いが頭を支配し，額の大きい札を出してしまう。本当はゆっくり時間をかければ計算できるし，小銭も出せる」という。

　こうした声を店が取り入れ，有人レジ（スローレーン，スローショッピング）を設置したらどうだろうか。認知症の人も，病気や障害をもっている人，小さな子どもを連れている人，怪我をしている人などにとっても買い物しやすい店になるのではないだろうか。そんな場所が地域にいくつもあったなら，住みよいまちといえるのではないだろうか。

　生活を支える専門職としての視点と支援のポイントとしては，病気や障害，認知症といった，古いイメージで固まっているフィルターを通して見るのではなく，そのフィルターを外し，個人として見ることが大切になってくる。また，体に触れることだけが看護やケアではなく，本人の声から環境を変えていくよう調整し（前述のスーパーマーケットなどのように），さらには本人とつないでいく。それがアップデートであり，これから求められる力である。　　　　　　　〔前田隆行〕

🖊 **本事例のポイント**

　"DAYS BLG！"（以下，BLG）は，企業等から請け負った有償の仕事やボランティアなど，「はたらくこと」を中心に，認知症の当事者が自分自身で選択した活動を行うことができる通所介護（デイサービス）である。前田氏らが活動を始めた当時，介護保険サービスの提供中に利用者が謝礼を受け取ることは禁止されていたが，前田氏らの粘り強い働き掛けによって，若年性認知症の当事者がボランティア活動で謝礼を受け取ることが認められた（平成23年4月15日厚生労働

省事務連絡「若年性認知症施策の推進について」）。

　全国に BLG の理念に基づく活動を広げていきたいという前田氏らの想いから，2019 年より「100 BLG プロジェクト」（https://100blg.org）がスタートしており，地域密着型通所介護や認知症対応型通所介護を含む通所介護事業所，また，看護小規模多機能型居宅介護事業所も，プロジェクトに参加している。

　こうした BLG の活動から看護職は，認知症当事者が自分自身で選択した活動を大切にした生活の支援を学び，実践することができる。　　　　　　　　　　　　　　　　　〔五十嵐　歩〕

参考文献
・前田隆行（2020）：【希望を共に創る時代に　認知症の本人の声を活かそう】3 章　報告　本人の声を活かした取り組みの実際　企業と協働・連携し，「はたらくこと」で社会とつながる. 看護，72（14）：61-69.

3）　人と人，人と資源とを，世代や分野を超えてつなぐ
―当事者の会「認知症の人と家族の会」―

（1）認知症とともに生きる社会づくり

　認知症の人と家族の会（以下，「家族の会」）は，認知症の人やその家族が，仲間や支援者とつながり，孤立することなく，認知症になっても安心して暮らせる社会を目指し，1980 年に結成された。以来，「つどい」「会報の発行」「電話相談」の 3 つを活動の柱に，全国で当事者からの発信活動を展開している。

　「つどい」とは，認知症に関する状況を，介護家族や認知症の人という当事者同士が話し合える場である。介護経験者のほか，看護師や医師・介護支援専門員（ケアマネジャー）などの専門職も参加し，情報提供やアドバイスなども行っている。傾聴と共感の場であり，当事者同士だからこそわかり合え，そして，そのことを理解している介護経験者や専門職が，大きな包容力で当事者が認知症とともに生きることを応援する場でもある。当事者は，たとえば，看護師の専門的な知識を得て認知症への理解を深めたり，専門職とのつながりを得たりしている。

　「会報」は，「家族の会」結成当初から，「つどい」に参加できない会員のために発行されている。「家族の会」の活動を支援する看護師や医師，介護職なども寄稿し，当事者のニーズに応えた情報，つまり，認知症関連の医療や介護に関する最新情報や，「家族の会」の活動や認知症に関する地域のイベント，施策などの情報や体験記を掲載しており，「家族の会」と会員，会員同士を結ぶ「絆誌」となっている。また，厚生労働省をはじめ，関係諸団体や報道関係に送付しており，活動への理解を深める一助となっている。

　「電話相談」は，「家族の会」結成当時は，「つどい」に参加できない会員のための相談窓口だった。現在では，認知症で困っている人は誰でも利用することができる。電話相談員は，介護経験者が主であるが，看護師やケアマネジャーなどの専門

職も担当し，相談者の大半である介護家族の気持ちを傾聴し，共感しながら，必要時には専門的なアドバイスを行っている。

❶「家族の会」結成当時の状況─孤立無援の家族介護─

活動を開始した当初，認知症に関して，医療にも介護にも福祉にも保健にも，関わる人々はほとんどいなかった。2004年に「認知症」へと名称が変更されたが，当時の病名は「痴呆症」。用語自体は広く国民に知られているものの，「痴」「呆」の字のもつマイナスの印象が先行し，実態がどういうものであるかが正確に理解されておらず，国民への普及・啓発を進める上ではむしろわかりにくい用語となっており，問題であるとの指摘があった[1]。実際，精神障害者と見なされ，どのような病気かもわからないまま，家族が介護をしていることもあった。

物忘れをし，家を出たら帰って来られず，失禁し，穏やかな父や母であったのに暴言や暴力をはたらくようになり，ついには介護する嫁や息子・娘のことも認識できなくなり，といった変容に，家族は戸惑い，医師の診察を受けても，「痴呆症です。後は家族で看てください」といわれるのみ。なぜこうなってしまったのか，わけがわからず，同様の経験や思いをしている人も周囲にはいないため，相談することもできない。「家族の会」結成当時の介護家族は，そうした，情報がなく孤立無援の状態で介護をしていたのである。

❷ すべての都道府県に支部が誕生─身近な場所で仲間や地域とつながる─

そのような中，介護家族や病気に向き合う医師がいた。「家族の会」顧問の早川一光医師と三宅貴夫医師である（いずれも故人）。「自分たちの健康や問題は，当事者である自分たちが行動し守る」が信条の早川医師が介護家族に呼び掛け，1980年1月20日に「呆け老人をかかえる家族の会」（当時）が結成された。

全国紙に「呆け老人を介護する家族の集まりが京都で開催」との記事が掲載されたことで，当日は90人の介護家族が京都に集まった。そして彼らが地元に戻り，各都道府県で支部を結成して，介護家族が集まり，交流や情報交換を図る活動が行われるようになった。

2014年（沖縄県）までに47都道府県すべてに支部が生まれた。身近な場所で開催される「つどい」は，認知症や介護に関する情報だけでなく，何よりも家族が認知症となったその苦しみや悩み，切なさ，いたたまれなさなどの気持ちの共有ができる場である。参加者は，そこで共感や情報を得て，明日から介護への力としている。

認知症の人は従来，「何もわからない人，生きている価値のない人」と思われがちだった。「家族の会」では，1997年ごろから「ぼけても心は生きている」をスローガンに掲げ，認知症の人はぼけても何もわからなくなるわけではないことを主張してきた。経験から述べてきたことであったが，会員を対象に行った調査[2]によって，

それはほぼ確信となった。

　日々の介護の中で，認知症のある家族から，「（自分に対応するとき，あなたは）言葉では優しくいってくれるが，目が怒っている」「私は○○（自分の名前）です。私のことを忘れないでください。絶対に忘れないで，永久に忘れないでください」というような声を掛けられたことがあるといった，会員から寄せられた600を超える回答がそれを物語っていたのである。

　また，2004年10月に京都で開催した第20回国際アルツハイマー病協会国際会議で，当時56歳の認知症の男性が，「仕事がしたい。治りたい。治って迷惑をかけている妻に恩返しがしたい」との思いを発表したことが，4,000人の聴衆に感動とともに認知症の人に対する理解に変化をもたらす大きなきっかけを与えた[2]。認知症の人は「何もわからない人」ではないことがわかり，現在の認知症ケアは，一律に対応するのではなく，1人の人として尊重し，その人の立場に立って行う「パーソンセンタードケア」が中心となりつつある。

❸ 当事者の声が活動のきっかけに―「石蔵カフェ」の例―

　「家族の会」は，地域の中で，「共生」と「認知症の症状進行予防」ができる場を，関係する人々とともにつくっている。その一例を紹介したい。

　現在は，栃木県支部が行政からの委託を受けて運営している「石蔵カフェ」。発端は，若年性認知症の「つどい」に参加したある男性の「自分も何かできることがないだろうか」「何か役に立ちたい」という声であった。

　彼は，解体作業や農家の収穫など，いくつかの作業に参加していたが，なかなかうまくいかなかった。支部代表の金澤林子氏は，そうした姿に接しながら，「本人が落ち着いて力が発揮でき，その上，地域との交流ができる，そんな『サロン』ができないだろうか」と考えていた。そこへ，金澤氏が元勤務先の在宅介護支援センターで長く関わってきた家族から，勤務先法人に石蔵が賃料なしで託された。これを活かして，構想していたような場をつくろうということになり，地域のさまざまな力を得て，2010年，石蔵カフェが誕生したのである。

　以来，月に2回，「つどい」参加者や，宇都宮市独自の自立支援通所介護（介護保険未認定～要支援1，2が対象）利用者，地域ボランティアらにより運営され，認知症の人などが配膳や調理補助などを担っている。活動を続ける中で，地域には，野菜の提供やボランティアといった応援者，そして何より，「認知症への理解者」が増えた[3]。

　ある70代の女性は，もともとは認知症だった夫に付き添ってカフェに通っていたのだが，自分も気になることがあり，カフェに参加していた専門職に相談。MCI（mild cognitive impairment；軽度認知障害）と診断されたのだという。提供する料理の準備，野菜づくりや広い敷地の除草などの仕事を担いながら，「何もかも人にしてもらって一生を過ごすのは，いや。私には自分の役割があるし，できる

ことをしたい」と語っている[4]。

このように，本人の持てる力が発揮できる場であると同時に，認知症の診断によって社会と断絶されることなく，暮らしの継続のサポートができる場となっている。

（2）実態調査で当事者の思いをすくい上げる

❶ 本人の思い

「家族の会」は，2019年，厚生労働省の「老人保健健康推進事業等補助金老人保健健康推進等事業」で「認知症の人と家族の思いと介護状況および市民の認知症に関する意識の実態調査」[5]を行った。その中で，「認知症の人の思いに関する調査」では，「認知症の人の『いま』の思いを知り，ともに生きるためのヒントを得ること」を目的に，認知症の人69人に聞き取り調査をした。

「診断名を知ったときの気持ち」については，「ショックだった」との回答が半数近くであった。そのために「診断時の仕事を辞めたり別の職業に就いたりした」人は25人であったが，そのような中で「前向きになれたエピソード」として，「周囲の理解や協力が得られたこと」「新しい役割が見つかったこと」「認知症の人の活躍に触れたこと」「いろいろなサービスを利用したこと」との回答があった。認知症の人を支える専門職に，就労継続のための情報提供や，仲間と会える場を紹介されたりなどして地域の人に出会えたことが大きく，前向きに生きる力となっていることがわかる。

❷ 介護家族の思い

同実態調査では，介護家族に関しても調査している。本人から見た介護者の間柄は，実子が44%，配偶者が42%である。

「困っていること」の中で，「仕事と介護の両立」については，「悩んだことがある」との回答が43%であった（65歳未満の介護者）。「認知症の人との対応で悩んでいること」については，「同じことを何度も聞かれる」46%，「目が離せない」32%で，「介護が生活に及ぼす影響」については，「気が休まらない」52%，「自分の時間がもてない」39%が上位で，「家族の会」が1981年から10年ごとに続けてきた介護家族調査でも，ずっと変わらずに見られる悩みや影響であった。

しかし，そのような中でも「介護への思い」については，52%が「介護を続けたいので，続けるつもり」，19%が「介護したくないが，続けるしかない」と回答していた。「介護負担を軽くする」ときの相談相手としては，「自分の子ども」48%，「ケアマネジャー」46%，「友人・知人」41%，「家族の会」39%と，が僅差で並んでいた。

つまり，介護家族は昔も今も「同じことを何度も聞かれ」「目が離せない」中にあっても，「介護を続けたい」と考えている。そして負担を軽くするために相談するのは，家族以外ではケアマネジャーや友人・知人，「家族の会」などであるという。何か

具体的なサービスや制度などではなく，気持ちの共有と共感を力としていることがわかる。

　一方，認知症である 69 人の回答者も，42 人（61%）が家族の介護を希望していた。「一緒に住んでいる，近くに住んでいる」「自分のことをわかってくれている」「頼みやすさ」などがその理由である。そして，互いが希望する，家族での介護が続けられるよう，家族の負担軽減のために地域でできることについては，「認知症に関する正しい知識をもつこと」が，認知症の人からの回答の中で多くを占めた[5]。

❸ 当事者の声を社会に

　同実態調査では，「これから認知症の診断を受けるかもしれない人やご家族に対し，伝えたいこと（知っておいてほしいこと）があれば教えてください」という質問も設けた。得られた回答の中から，抜粋して紹介する。

> ・診断を受けても，働きたい気持ちや，やりたいことはまだまだある。
> ・できることは今のうちにしておくとよい。
> ・認知症についての正しい知識をもち，早期に受診した方がよい。
> ・家族とは「終活」や財産の話をしておくとよい。
> ・声掛けをするときには，「話すスピードはゆっくりと」「話し掛ける雰囲気はやさしく」「話す声の大きさは静かに」ということに気をつけてほしい。
> ・診断を受けたときに備えて心の準備を。「考えすぎず，自分の可能性を信じて」「人とは比べない」「人を頼りにする」。

　私たちは，こうした重要なメッセージを，会としてだけでなく，個人としても受け止め，認知症になっても安心して暮らせる社会としていくために，自分たちが暮らす地域でできる準備，できることをしていきたいと考えている。そして会としては，このような声を社会や国・行政に届け，社会をよくする活動を今後も続けていきたい。

(3) 認知症の人が安心して「持てる力」を発揮し，介護家族とともに暮らしていくには

　筆者が住む地域で活動し，「家族の会」の支部役員も参加している西京医師会（京都府）が中心となり設立した西京区認知症地域ケア協議会には，地域の民生・児童委員や社会福祉協議会役員，地域包括支援センター・地域介護予防推進センター職員などから，認知機能が低下していると思われる人，認知症ではないかと思われる人への対応や，周囲の人の関わり方に関する悩みが寄せられている。認知症かもしれないと地域の人が気づく基準のようなものが示されているとよいとの要望もあった。

そこで，下記のような，外観から認知症かもしれないと思われるポイントをまとめた小冊子が作成された（写真）[6]。

①ゴミを出す日や時間を間違う。

②同じ話を何度も話す，聞く。

③趣味や体操の教室など，約束の日時や会場を間違うことが多くなった。

　⇒違った日に来たり，開催日に来なかったり，会場を間違う。また，親しい人に聞くことが増えた。

④季節に合わない服装をしている，身だしなみに気を使わなくなったなど，今までと違う感じがある。

　⇒同じ服ばかり着ていることが増えた。暖かくなってきたのに，いつまでも厚手のコートを着ている。食べこぼしシミやほつれた服などを着ていることが増えた。

⑤趣味や体操教室などで，講師の説明の理解が難しそうで困っている。

　⇒手芸教室で，講師の説明の理解ができないようで，作業が進まない。間違って作る。完成はするが，以前より出来栄えが悪くなった。体操教室では，コーチの指示する運動のマネができない。

⑥表情が暗く，活気がなくなったように感じる。

　⇒「頭の中がややこしい」の訴えや，ぼーっとしていることが増え，不安を訴える。

⑦スポーツやゲーム（麻雀，将棋など）のルールを間違えてしまう。

　⇒卓球や将棋などでの決まりやカウントが数えられなくなり，トラブルとなることが増えた。

⑧自家用車の擦り傷が今までになく増えた。

　⇒運転で危ない場面を見た。信号無視，一旦停止を忘れる，スピードが他の車の流れに合っていない，ノロノロ運転など。

　こうしたポイントを地域で共有し，意識しながら見守ることが重要である。そして，このような人に出会ったときには，間違いを正すのではなく，優しく穏やかに，具体的に本人ができることと，まわりが注意してサポートすることとを区別しながら対応する。

　たとえば，「ゴミを出す」ことや「趣味や体操の教室に行く」ことの認識はあって，曜日を間違えるのだから，前日と当日に連絡をすれば，「ゴミを出す」「教室に行きたい／運動したい」という行動や思いはそのまま発揮できる。つまり，できない部分＝曜日管理を誰かが補足すれば，できる力は維持できるのである。

　スポーツなどのルールは，「勝負」が中心であるが，その人と「時間を共有すること」も視野に入れて，難しいことではあるが，本人ルールでも同時に行えばよいのでは

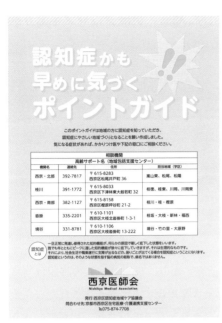

写真　外観から認知症の可能性に気づく
ポイントをまとめた冊子[6]

ないだろうか。

　趣味の教室での作業手順については，気づいた人が講師に伝え，指導の仕方を検討してもらえば，「やりたい」思いを支えることができる。

　自動車の運転については，家族に伝えてやめさせる方向とするのがよいが，新たな移動手段へのサポートをしなければ，病気の進行を進めてしまう場合がある。

　こうしたことが「ともに生きる」ということであり，病気の進行を遅らせることにつながるのではないだろうか。認知症を正しく理解し，認知症の人の潜在能力への視点をもった地域の人がいることが，「共生」と「予防」となると考える。

〔鎌田松代〕

3）引用文献
1）厚生労働省（2004）：「痴呆」に替わる用語に関する検討会報告書．
2）認知症の人と家族の会調査報告書（2004）：痴呆の人の「思い」に関する調査．
3）ぽ〜れぽ〜れ（「認知症の人と家族の会」会報），2020 年 10 月号（No.483）．
4）ぽ〜れぽ〜れ（「認知症の人と家族の会」会報），2020 年 8 月号（No.481）．
5）認知症の人と家族の会（2020）：令和元年度老人保健健康推進事業等補助金老人保健健康推進等事業「認知症の人と家族の思いと介護状況および市民の認知症に関する意識の実態調査」．
6）西京医師会西京区認知症地域ケア協議会：認知症かも早めに気づくポイントガイド．

本事例のポイント

　認知症に関する家族会は，認知症のある人を介護する家族が互いの悩みを共有して支え合い，介護について学ぶことのできる場として，全国各地でさまざまな運営母体・形態で運営されている。中でも，本事例で紹介されている公益社団法人認知症の人と家族の会（以下，「家族の会」）は，会員数 11,000 人，全国 47 都道府県に支部をもつ，国内で最も大規模な認知症当事者の団体で，「つどい」「会報の発行」「電話相談」を基本に，全国研究集会の開催や国際交流，政策提言などの活動を行っている。日々の生活に精一杯で必要な支援に関する声を上げることが難しい認知症のある人やその家族に代わり，組織的に政策に働き掛け，認知症のある人とその家族が暮らしやすい社会づくりに貢献しているのである。

　看護職には，相談や情報提供のニーズを有する認知症のある人や家族を「家族の会」の都道府県支部につなぎ，支部と連携しながら認知症のある人とその家族の生活を維持するための支援を提供することが期待される。

〔五十嵐　歩〕

認知症への理解の促進・偏見の軽減を目指す取り組み

1) 当事者が参加する「認知症の人にやさしいまちづくり」 ―本人ミーティング―

(1) 本人ミーティングとは

❶ 成り立ち

　1960 年代，アメリカで障害者自立運動が活発になり，当事者本人の課題は当事者が話し合って決定するという意思決定プロセスを重視する風潮が生まれた。疾病や障害をもつ当事者による意思決定が世界的な流れとして勢いづき，認知症のある人の間でも，当事者による意思決定が主張されるようになった。

　認知症当事者の啓発活動家として知られる，オーストラリアのクリスティーン・ボーデンは，著書の中で，アルツハイマー型認知症のある人の介護者にのみ注意が置かれ，当事者本人は無視されている点を批判し，「本人に焦点づけたケア」の重要性を主張した[1]。このような認知症当事者の権利を見直す運動を契機に，2015年に世界保健機関（WHO）が，2016 年に国際認知症連盟[2]が，認知症と共に生きる人の人権に基づくアプローチを提言した。

　日本でも，2015 年に策定された「認知症施策推進総合戦略（新オレンジプラン）」の中で，「認知症の人やその家族の視点の重視」という項目が設定された。その項目の中には，「初期段階の認知症の人のニーズの把握」「認知症施策の企画・立案や評価への認知症の人やその家族の参画」が記載されている。これまでの認知症施策は認知症のある人を支える支援者の視点に偏っていたという反省から，新オレンジプランでは，認知症のある人の視点が重視された。その中でも，認知症当事者のもつ視点に地域で気づく場として，認知症診断早期から認知症のある人の居場所，認知症当事者同士の横のつながりをつくる，「本人ミーティング」が考案された。2016 年に全国 10 か所で試験的に開始され，その後，国の認知症施策の中で全国の自治体でも，本人ミーティングを実施していくことが計画されている[3]。

❷ 目的と特徴

　本人ミーティングとは，認知症当事者同士で集まり，当事者が主になって，自分たちの経験や希望，必要としていることを語り合い，自分たちのよりよい暮らし，暮らしやすい地域のあり方を一緒に話し合う場所とされる[3]。当事者同士で集まる楽しさを感じることに加えて，認知症のある人本人だからこそ気づくことのできる

意見を出し合い，地域に伝えていく集まりである。

　開催する目的は，認知症のある人が同じ境遇にある仲間に出会い，自己の思いを率直に語り，話を聞く場をもつことで，認知症発症初期の病状への不安などの心理的苦痛を緩和することである[3]。また，地域住民や専門職，行政関係者が同席し，当事者の声を直接聞くことで，認知症のある人への理解を深め，認知症のある人の考えを活かした地域づくりを進めることも含まれる。

　対象は，認知症のある人とその家族で[3]，認知症の種類や進行度，年齢などには特に限定はない。必要に応じて話し合いの進行役やサポーター役が参加する。専門職や行政・地域関係者が参加する場合には，オブザーバーとしての参加が望ましい。

　開催時間や形式に明確な決まりはないが[3]，月1回・1時間程度など，定期的に開催することで，本人の思いを安心して語りやすい環境がつくられる。開催する必要性と目的を地域関係者が共有すれば，地域特性に応じて自由に企画し，運営することができる。なお，本人ミーティングに関する情報は，各自治体のウェブサイトや最寄りの地域包括支援センターで入手できる。

　本人ミーティングは，本人が自分の言葉で語ることのできる場であるという点が特徴的である。日ごろ出せなかった本当の思いを少しずつ話せるようになり，自分がやってみたいことも話せるようになったことで，「実はこんな力のある人だったのだ」と，家族や地域の人の本人への見方が変わることもある。

　また，認知症の診断直後には，認知症のある人同士の横のつながりを見つけることが難しく，抱えている不安や苦痛を安心して話せる場所は少ないとされる。認知症という同じ経験をした人が集まり，安心して自分の経験や思いを語ることのできる場があることが，認知症のある人が今後の生活に希望をもって暮らしていくために重要となる。

❸ 期待される効果

　認知症を発症した初期段階では，診断後の病名告知と経過や予後の説明により，自分に現在何が起こっているかわからない不安が生じる可能性が高いため，不安を緩和する支援が必要となる。本人ミーティングを通して，同じように認知症のある人やその家族，地域住民や専門職，行政関係者など周囲の支援者が発症初期の人に関わることは，病名告知による絶望感を少しでも軽減し，本人が病気と向き合う気持ちを支え，認知機能障害への対処方法を学ぶ機会の形成につながる。そして，発症初期に出会った仲間や支援者の存在は，病状が進行した後も精神的な支柱となるため，発症初期の支援が，その後の経過に大きく影響すると考えられる。

　また，認知症のある人の家族は，病気の進行や生活のことを考え，どうすればよいのかわからず途方に暮れ，悩みを抱えている場合が多くある。本人ミーティングにより，認知症のある人の家族同士が交流する場をつくることで，介護者同士での悩みを共有し，介護に役立つ情報交換を行うことができる。さらに，介護経験を語

り合うことで，心理的なサポートが得られることもある。家族同士の話し合いで出た意見を行政に伝え，施策に反映できるように働き掛ける場合もある[4]。

(2) 取り組みの実際―東京都練馬区を例に―

　日本における本人ミーティングの歴史は浅く，各地において試行錯誤をしながら取り組んでいる現状がある。ここでは，本人ミーティングを精力的に推進している東京都練馬区社会福祉事業団の取り組みを紹介し，効果的な実践方法や得られる効果について説明する。

　練馬区社会福祉事業団は，区内に25か所ある地域包括支援センターのうち9か所を運営している社会福祉法人である。法人理念の中で「認知症ケアの推進にかかる法人の取り組みのグランドデザイン」をつくっており，その中で，新オレンジプランを推進するための本人ミーティングの取り組みに着手することになった。

　看護職などの医療・介護の専門的知識を有する専門職を対象として，2018年度に，「認知症地域支援推進員」が全国の地域包括支援センターに配置された。認知症地域支援推進員は，認知症施策の方向性の把握，医療・介護などの支援ネットワークの構築，認知症のある人やその家族への専門的相談支援や研修の実施，認知症初期集中支援チームとの連携などの支援体制構築，地域住民と共に考えた認知症のある人の視点を重視した活動，認知症のある人本人の声を聴き，本人のよりよい暮らしにつながる工夫の実践など，幅広い支援を行っている。

　練馬区社会福祉事業団による本人ミーティングの活動は，認知症地域支援推進員が中心となって進められた。まず，本人ミーティングを実現する準備段階として，地域住民や関係機関などが集まり，認知症支援の取り組みについて話し合い，地域に働き掛ける「アクションミーティング」を開催した。2018年度に開催した4回のアクションミーティングにおいて，本人ミーティングへのイメージや実践方法を話し合い，2019年度の本人ミーティングの開催につないだ（写真1）。

　以下では，2つの地域において，具体的にどのような経緯で開催し，運営しているのかを紹介する。

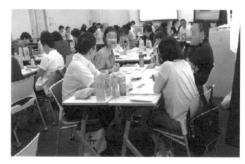

写真1　本人ミーティングに向けて開催されたアクションミーティングの様子

〔取り組み事例〕

① 練馬区光が丘地域

　この地域は，高齢化率が30%を超過しており，高層の団地が多いことが特徴である。また，この地域はサロン活動が活発だが，認知症のある人が歩いて通える距離の居場所はまだ不足している現状があった。

　アクションミーティングでは，これらの地域特性を考慮し，高齢者が多く住む集合住宅の地域集会所を拠点として，認知症のある人とその家族に声を掛けて本人ミーティングを開催し，定期的に話し合える居場所づくりを目指すこととした（写真2）。

　サロン活動参加者で「物忘れが気になる」という人に声を掛けて，物忘れが気になる人のグループと，家族および民生・児童委員のグループとに分かれて本人ミーティングを開催している。

　自己紹介の後，前者のグループでは，戦時中の昔話や，物忘れの症状で日ごろ気になっていることなど，さまざまな話が展開される。後者のグループでは，YouTube を利用して，他の地域の本人ミーティングの取り組みを学んだり，認知症のある人本人の声を「そのまま聴く」機会をもって，その大切さを共有したりしている。

② 同区高野台地域

　この地域の高齢化率は22.7%で，練馬区全体（22.3%）とほぼ同レベルである。地域住民の主体的な活動が行われており，自分たちで認知症や老いについて考えていこうとする人が多く存在する。「みんなのドア」は，地域住民が自主的に開設した「居場所」で，認知症のある人やその家族を含めた地域住民が誰でも入ることのできる場所の一つであり，「ドアとも本人ミーティング」と名づけた本人ミーティングを定期開催している。また，地域包括支援センターが練馬区から受託されて運営する，常設型「街かどケアカフェ」と密接な連携をとり，活動を展開している。

　この「ドアとも本人ミーティング」で聞かれた認知症のある人の意見を，認知症のある人が行方不明になった際の捜索訓練プロジェクト，「みち・きいて・つながろうプロジェクト」に活用している。認知症のある人が道に迷ったときにはどのよ

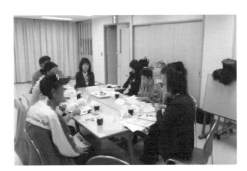

写真2　光が丘地域での本人ミーティングの様子

うに声を掛けてもらうと安心するのかなど，当事者の経験に基づき，支援を行う際に有用となる視点を，声掛け訓練の内容に反映させていった。そうすることで，認知症のある人の思いを実現したいと考えたのである。

（3）本人ミーティング開催のポイント

　本人ミーティングにおいて重要な点は，本人の声を聴き，その率直な思いを拾い上げ，本人のしたいことを実現できるように支援することである。したがって，当事者が自身の思いを率直に話せるような環境づくりを工夫する必要がある。そのためには，開催前の準備が重要で，たとえば，認知症当事者と家族のテーブルを分けて話し合いの場をつくり，当事者が自分の話に集中できるように試みる。当事者が共感し合い，励まし合うような，自由に話し合える雰囲気にすること，当事者が表出した思いから，必要と考えられる家族の支援も合わせて検討することも重要である。

　話し合いに参加する専門職などの支援者の姿勢も重要である。支援者が会話を誘導してしまいがちだが，これは本人の率直な思いの表出を妨げる可能性がある。本人から安心して話をしてもらえるよう，できるだけ会話の輪に入らず，意図的に「会話をつくらない」ようにすることがポイントである。

　また，支援者が当事者に働き掛けて，特定の活動を始めることを促さないことも重要である。本人の自主的な申し出があってから，活動の手伝いを始める。本人ミーティングでの参加者と支援者の関係性づくりにおいては，支援者-患者関係ではなく，対等な関係で支え合う「ピア」な関係が望ましい。

　ある日の高野台地域での本人ミーティングでは，当事者から下記のような率直な声が聞かれた。

・なりたくてなった病気じゃない。

・くやしくて，情けない。

・イライラする。

・わからなくなってしまったときは恥ずかしい。

・（外を歩いているとき，方向がよくわからなくなって）このまま行くと迷うのではないかと思うことがある。

・（わからないことがあっても）聞き方がわからない。

・「ここはどこ？　私は誰？」みたいになってしまった。

・悪いことをしているわけではないから，恥ずかしいと思わない。

・心配をかけたくない。

・人の役に立ちたい。

・自分でできることを見せたい。

認知症発症による心理的苦痛や，道に迷ったなどの困ったときに助けを求める方法に悩んでいる様子，「人の役に立ちたい」というような前向きな気持ちがうかがわれる。

(4) 効果

本人ミーティングの開催により，さまざまなよい変化が生じている。たとえば，普段は外出したがらず内向的な人が昔話に花を咲かせるなど，自分の意見や思いを主体的に生き生きと発言し，地域の人と交流することができたこともある。

家族の例では，参加する前は，夫に対し，「以前に比べてさまざまなことができなくなってしまった」という印象をもっていた妻が，本人ミーティングを通じて今まで知らなかった本人の思いを聞き，自分の言葉でしっかりと話すことができるという新たな一面を発見したと語っていたこともある。

家族は日々の介護で大変な思いをしており，その思いに気づいた認知症当事者が家の中では萎縮してしまうこともあるが，本人ミーティングに来ることで自分の抱えている思いを話すことができ，家族も本人の話を間接的に聞いて知ることができる。そのように，必要に応じて本人の思いを家族に伝えることも支援者の役割といえる。

ある家族は，日々の介護の大変さを話し合う中で，話を聞いてもらえたこと，共感してもらえたことで気持ちが楽になったと話していた。また，はじめのころは，介護の大変さを中心に話していたが，回を重ねるごとに，本人のつらさに思いを馳せるようになるという変化が見られた例もある。

(5) 新たな方法の模索

2020年以降は，COVID-19の流行により，本人ミーティングの開催が中止となったり，活動が間欠的になったりするといった影響が出ている。

事例地区でも，2019年度に開始して軌道に乗り始め，定期開催の準備や認知症のある人のやりたいことの実現を検討する段階だったのだが，頓挫してしまった。

本人ミーティングに参加できなくなったことで，認知症症状の進行や精神状態の悪化，家族間のストレスが生じるといった影響も見られた。特に，2020年3〜7月はミーティングが全く開催できなかったため，その期間は対象者と電話などで連絡をとって関係をつないだ。

2020年7〜8月ごろより，区内の認知症支援活動の再開に伴い，部分的に再開できるようになった。常時マスク着用，換気の実施，開催前の検温と手指消毒，飲食の中止，アクリル板の設置など，感染対策を行いながら，短時間でも顔が見られる機会を提供できるようにしている。

2022年1月現在は，ミーティングを少人数で開催し，顔見知りになってもらうことで，地域内での仲間同士のネットワークをつくることに重きを置いている。今

後は，小さな集まりを複数つくり，ミーティングを運営することで，多くの認知症のある人やその家族に参加してもらえるように企画している。

また，オンライン技術の活用も進みつつある。区内2か所の地域包括支援センターにタブレット端末を導入し，オンラインでの本人ミーティングの開催を試している。オンラインであっても，顔を見ながら会話ができ，表情を確認できることは大きな利点であるほか，外出自粛で閉じこもりがちになっている認知症のある人の参加につながる可能性があるなど，今後も取り組みを続けたいと考えている。一方，家族がそばにいない場合など，機器の操作方法を教える協力者が必要であることが課題であり，検討が求められる。

（6）今後の課題

ここで紹介してきたように，本人ミーティングは，認知症のある人がもつ思いや経験を地域づくりに反映させる取り組みとして有意義であるにもかかわらず，開催には地域差があり，全国的な普及には至っていない。また，若年性認知症の人が参加できる本人ミーティングが少ないという課題もある[5]。さらに，認知症のある人でも，本人ミーティングに参加できるのは，外出してその場に行くことができる日常生活動作（ADL）能力と，自らの体験を語ることのできるコミュニケーション能力をもっている人であることが多く，そうした力のない，真に支援が必要な人ほどこうした場につながることが難しい場合もある。こうした「参加の限界」もあるのだ[6]。

地域の関係機関との連携においては，たとえば，認知症のある人が本人ミーティングで話した内容を，かかりつけ医などの地域の医療機関と共有することで，生活上の困りごとや今後の生活に関する希望の話し合いに役立つ可能性がある。医療機関が本人ミーティングの実施主体となって参加するなど，医療機関と本人ミーティングの連携は少しずつ進んでいる（例：京都府宇治市）。その一方で，課題もあり，認知症のある人の希望の実現につながる密な連携にはまだ至っていない。関係機関への普及・啓発や，本人が表出した思いを支援者が汲み取り，地域の社会資源や必要なサービスにつなぐシステムの構築が求められる。

また，本人ミーティングを起点とした社会環境の開発や改善，つまり，本人ミーティングで得られた当事者の声を，認知症施策や製品・サービス開発に反映させるということも，現状ではほとんど行われていない。認知症のある人が使いやすい商品やサービスを開発する上で，認知症のある人の声を聞き，生活の中で接点をもって設計・開発された事例は少ないため，認知症のある人が利用しやすく，当事者の視点に立った「認知症フレンドリー」なアイディアの考案が求められている[7]。

今後は，行政機関や企業等も積極的に関わって，地域の多様な主体が連携し，本人ミーティングの活動を全国に普及させていくとともに，そこで得られた当事者や家族の思いや意見を施策などに反映させるノウハウの整理や仕組みづくりに取り組

む必要があるだろう。

〔鈴木はるの・五十嵐　歩／執筆協力：社会福祉法人練馬区社会福祉事業団　酒井清子氏〕

1）引用・参考文献
1）クリスティーン・ボーデン（檜垣陽子訳）（2003）：私は誰になっていくの？―アルツハイマー病患者からみた世界，クリエイツかもがわ．
2）Dementia Alliance International（2016）：The Human Rights of People Living with Dementia；from Rhetoric to Reality，Dementia Alliance International；The Global Voice of Dementia，UK.
〈https://www.dementiaallianceinternational.org/wp-content/uploads/2016/05/Human-Rights-for-People-Living-with-Dementia-Rhetoric-to-Reality.pdf〉〔2022.2.1〕
3）長寿社会開発センター（2017）：本人ミーティング開催ガイドブック．
〈https://www.mhlw.go.jp/file/06-Seisakujouhou-12300000-Roukenkyoku/honninmeeting1_1.pdf〉〔2022.2.1〕
4）隅田好美，藤井博志，黒田研二（2018）：7 認知症の人の生活支援．よくわかる地域包括ケア，ミネルヴァ書房，p.126-127.
5）田中香枝，古屋富士子，村井キヌエ，田中智子（2018）：若年性認知症の方への支援における本人ミーティングの有効性（第3報）．神奈川県公衆衛生学会誌，（64）：26.
6）粟田主一（2017）：【あらためて認知症を考える―Living Well with dementia】Living Well with dementia 認知症の人の視点を重視した生活実態調査と施策への反映方法に関する研究．老年精神医学雑誌，28（増刊I）：34-40.
7）徳田雄人（2020）：【認知症との共生の鍵となる取り組みの最前線】本人ミーティングと認知症フレンドリー社会．日本老年医学会雑誌，57（1）：17-21.

2）　地域で取り組む認知症への理解を深める学びの場づくり　ー認知症サポーター養成講座ー

　　2005年に厚生労働省は，多くの人々が認知症を正しく理解し，認知症のある人が安心して暮らせるまちづくりを目指した「認知症を知り地域をつくる10ヵ年」キャンペーンを開始した。そして，このキャンペーンの一環として，「認知症サポーター100万人キャラバン」（以下，認知症サポーターキャラバン）が始まった。認知症に関する正しい知識と理解をもって，地域や職域で認知症のある人や家族を手助けする「認知症サポーター」を全国に100万人養成することを目標とした取り組みである[1]。

　　認知症サポーターキャラバンの開始から時を経て2019年6月には，「認知症施策推進大綱」が取りまとめられ，施策の推進のために5つの柱が掲げられた。第一の柱，「普及啓発・本人発信支援」において，認知症サポーターの養成を進めること，特に，小売業等の従業員等向けに養成講座を開催する機会の拡大や，学校教育等における認知症のある人などを含む高齢者への理解の推進があげられている。

　　このような背景のもと，全国で認知症サポーターの養成が進められ，2021年12月31日時点でその数は約1,360万人にのぼるが，サポーターの内訳は，住民が42.9%と最も多く，企業の従業員や学生はそれぞれ，21.1%，28.0%である[2]。今後は，大綱にも示されているように，企業や教育機関（学校教育）における認知症サポーター養成講座のさらなる普及が求められるといえよう。

　　ここでは，地域の家電小売業者と公立中学校での実践事例を紹介する。

　静岡県焼津市で 1976 年に開業したサカモト電器は，2007 年に先代が亡くなってから，2 代目の坂本明弘氏が引き継いだ。10 年ほど前からは，「まちの電器屋」の枠を超え，「家電と住まいのコンシェルジュ」を店のモットーとして，家電製品の販売だけでなく，網戸や障子の張り替えや床の修理など，細々とした家の中の困りごとについて，どこに頼めばよいかわからない人たちの相談窓口となり，これまでに培った人脈を活かして，それらの困りごとに対応できる業者につなぐ役割を担っている。

　そして 2018 年からは，地域包括支援センターと協働し，認知症サポーター養成講座を店舗で開催している。

① 店舗での認知症サポーター養成講座の開催

　先代からの常連客である 70 代の独居女性は，これまでなんでも 1 人でこなして生活していたが，「このごろ，忘れっぽい」という発言が聞かれるようになり，その後，「洗濯機の操作がわからない」など，家電製品の使用方法の問い合わせが何度も来るようになった。坂本氏は内心，頻繁に訪問することを面倒に感じていた。

　しかし，あるときからそうした電話が来なくなり，自宅での生活が難しくなったため施設に入所したことを近所の人から聞いた。坂本氏は，「もう少し優しくできたのではないか」「自分に何かできたのではないか」と，自身の対応を後悔したという。

　この経験を町内に住む市議会議員に話したところ，認知症サポーター養成講座を受けてみてはどうかと助言されたため，すぐに市役所に足を運び，これまでの経緯を伝え，受講について相談した。さらに，自分 1 人が認知症について学ぶのではなく，地域に暮らす顧客と共に学ぶことが重要と考え，地域の人にも声を掛け，2018年 4 月，地域包括支援センターから紹介を受けた「キャラバン・メイト」を講師に，店舗で認知症サポーター養成講座を実施することになった。また，このときに参加できなかった人からの要望で，同年 7 月に 2 回目も実施した（写真 1）。

　小規模な店舗のため，参加人数は最大 10 人程度であるが，小規模だからこそ，講師や他の参加者と「このような場合はどうしたらよいか」というざっくばらんな

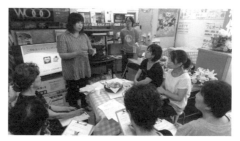

写真 1　**店舗での認知症サポーター養成講座の様子（2018 年）**

相談ができるのがよいという声もあった。また，参加者から，「認知症のある方への接し方をより深く学びたい」という要望があり，翌年9月には，認知症サポーターステップアップ講座（以下，ステップアップ講座）を開催した。

② 「チームオレンジ」の立ち上げ

「認知症施策推進大綱」に基づき，ステップアップ講座を受講した認知症サポーターらが支援チームをつくり，認知症のある人やその家族の支援ニーズに合った具体的な支援につなぐ仕組み「チームオレンジ」を地域ごとに構築する取り組みが始まっている[3]。焼津市でも，地域包括支援センターを中心に，この取り組みの実施が検討されていた。

チームオレンジには，認知症のある人と支援に当たるメンバーとをつなぐチームリーダーが必要である。地域包括支援センターの職員は，地域住民とのつながりが強く，見守り活動も実施している坂本氏が適任であると考え，チームリーダーの依頼をした。リーダーを引き受けた坂本氏は，チームのメンバーを集めるため，30〜60代の町内会の人々に声を掛け，2021年2月に認知症サポーター養成講座を開催することにした（COVID-19の感染対策を考慮し，店舗ではなく，広い集会所を借りた：写真2）。

参加者同士で非常に活発な意見交換が行われ，「親が認知症になったとしても，認知症の正しい知識があれば対応が変わると感じた」という声が上がった。そして，このときの参加者のほとんどが，引き続き3月に実施したステップアップ講座も受講した。

その後，この両講座の受講者を中心として，チームオレンジの立ち上げが計画されている。

③ 地域の見守りの取り組み

こうした取り組みに加え，坂本氏は2か月に1回，自身に起きた出来事などを記載したニュースレターを作成し，約300件の顧客を訪問しながら配布して，生活の様子をうかがっている。

気になる顧客がいたときは，地域包括支援センターに連絡することになっている

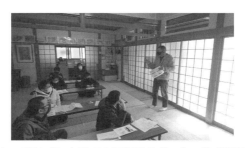

写真2 **チームオレンジ結成に向けての認知症サポーター養成講座の様子（2021年）**

ほか，COVID-19感染拡大下での外出自粛で「数日，誰とも話していない」「寂しい」と，坂本氏の訪問を喜ぶ顧客も多く，交流相手の役割も担っている。

④ 取り組みによる効果

坂本氏は，これら一連の取り組みにより，「背後から声を掛けない」「話をきちんと聞く」といった行動を意識するなど，高齢者への対応に自信をもてるようになったと感じている。

また，認知症サポーターであること自体が，身分の証明のようなものになりうるとも考えているという。電器店の仕事は，顧客の自宅を訪問する機会が多いが，その際，財布の紛失など，認知症が関連する金銭に関するトラブルが起こる可能性もある。しかし，そのようなトラブルが起こりそうなときでも，認知症サポーター養成講座の受講経験を示すことで，顧客本人やまわりの人々に安心してもらうことができる。実際，店舗での認知症サポーター養成講座の取り組みが地域の中で浸透していくにつれ，「あなたに任せるから，おすすめの電化製品を持って来て」といわれることが増えるなど，1人の人間として信頼してもらえるようになっていることとともに，経営上のメリットも実感している。

〔事例2：中学校教育の一環としての取り組み〕

東京都練馬区中村橋地域では，中学校教育の中で，認知症サポーター養成講座を実施する取り組みが行われている。

認知症サポーター養成講座を担当する中村橋地域包括支援センターの島田浩美氏は，一般の人に向けた認知症のある人への理解促進のためのアプローチの一つとして，中高生などの若い世代への啓発が重要だと考えた。

そうした年代を対象に認知症サポーター養成講座を実施することで，知識の習得と支援行動につながる可能性，また，授業の一環として実施することへの学校側の理解が得られる可能性が高いと考え，担当地域にある練馬区立貫井中学校にアプローチしてみることにしたという。

一方，貫井中学校は，2015年に「オリンピック・パラリンピック教育アワード校」★として指定を受けており，さまざまな取り組みを行ってきたが，特に，2017年度からは，オリンピック・パラリンピック教育として「重点的に育成すべき5つの資質」のうち，「ボランティアマインドの醸成」として，社会貢献への意欲や他者を思いやる心の醸成などに取り組んできた。

島田氏からのアプローチを受け，校長の桐野和之氏をはじめとした教員で相談した結果，認知症サポーター養成講座の実施は，「ボランティアマインドの醸成」を実現する上で適していると判断した。

★「東京都オリンピック・パラリンピック教育実施方針」に基づき，先進的取り組みや特色ある取り組みを組織的に行うなど，優れたオリンピック・パラリンピック教育を行ったとして顕彰された学校・園。

① 中学生を対象とした認知症サポーター養成講座実施方法の検討

　島田氏は，中学生を対象とした認知症サポーター養成講座を効果的に実施する方法について検討を行った。同時期，練馬区では地域包括支援センターを中心に，カードゲームを用いた認知症研修プログラム "N-impro" を活用した地域づくりの活動が展開されており（詳細は，II- 第 3 章の 3）を参照），この活動にも関わっていた島田氏は，中学生が関心をもって積極的に講座に参加するには，これを活用するのが効果的であると考えた。

　講座の内容や時間配分を，授業担当の教員と綿密に打ち合わせを行いながら計画し，2018 年 2 月に，2 年生全員（約 130 人）が体育館に集合し，授業の 1 コマ（50 分）として実施した。

　認知症サポーター養成講座の公式テキストを用いて認知症に関する講義を行った後，N-impro を活用した演習を行った。N-impro の「状況カード」の中から，中学生にも状況をイメージすることが可能かつ遭遇する可能性があるものを選定し，内容を一部変更して使用した（写真 3）。

（例）

あなたは中学生

「おばあさんが，コンビニで慣れない手つきでコピー機の操作をしている。
おばあさんに声を掛ける？」

——Yes（声を掛ける）／ No（声を掛けない）

あなたは中学生

「夜 10 時ごろに，80 歳くらいのおばあさんが裸足で歩いているのを見かけた。
おばあさんに声を掛ける？」

——Yes（声を掛ける）／ No（声を掛けない）

　体育館に生徒が散らばり，「状況カード」が読み上げられると，生徒はそれぞれ自分が選んだ回答（YES ／ NO）のプラカードの側に移動。その後，それぞれの回

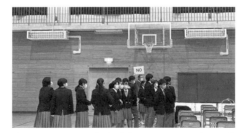

写真 3　N-impro を中学生用にアレンジして実施

答を選んだ理由に関する意見を求め，挙手した生徒数人に発表してもらった。

授業後のアンケートでは，「介護に従事する母親の話す内容を理解することができた」「近所の高齢男性の言動の意味をやっと理解することができた」「認知症かもしれない方にどのように対応すればよいか知ることができた」といった感想が得られた。

② 地域への波及効果

受講した生徒から感想を聞いた保護者から，保護者向けの認知症サポーター養成講座の受講への要望が上がり，保護者の会の主催により認知症サポーター養成講座が実施された。さらに，地区の青少年育成地区委員会による認知症サポーター養成講座の実施にもつながった。

認知症サポーター養成講座の実施により，学校側の意識も高まったという。1人の生徒から，「通学路に面する住宅の敷地内にゴミが溢れており，日が暮れてからその家の前を通るのが怖い」と相談があった。校長の桐野氏は，講座によりつながりのできた中村橋地域包括支援センターに連絡をし，様子を見に行ってほしいと伝えた。地域包括支援センターの職員がその家を訪問したところ，高齢の女性が1人で暮らしていることがわかった。職員は，生活環境を整えるサービスが必要と判断し，介護保険の申請を支援した。

この女性の状況は，これまで近隣からの通報がなかったため，地域包括支援センターで把握できていなかった。しかし，認知症サポーター養成講座の実施を契機に，中学校と「顔の見える関係」を築くことで，適切な支援につなぐことができたのである。

③ 認知症サポーター養成講座の継続

貫井中学校では，授業の中での認知症サポーター養成講座を継続することを決めていたが，2019年度はCOVID-19感染拡大の影響のため，実施することができなかった。しかし，2020年度は，区立小・中学校の感染予防のガイドラインに沿って対策を行った上で，3月に実施することができた。今後も，職業理解・多様性理解のための機会を提供するキャリア教育の一つとして，認知症サポーター養成講座を位置づけ，継続していくことにしているという。

〔事例2〕のように，学校教育の一環として認知症サポーター養成講座を実施することは，若年層が認知症のある人への支援意識を高め，認知症の人が安心して生活できる地域をつくるという点で有意義である。しかし，地域包括支援センターなどが教育機関に講座の開催を働き掛けても，学校側の事情により実施が難しい場合もある。

このような状況に対し，学校への働き掛け方の工夫として，島田氏は，「生徒の

親族に関して困ったことはないか」をたずねるなど，まず，学校側のニーズを把握するようにしているという。そのニーズに対し，地域包括支援センターが支援できることを検討し，学校に伝える。その後も継続的に連絡をとることで，地域包括支援センターの機能を認識してもらい，本事例のように，高齢者への支援につなぐことができるという可能性があるし，そのようなやり取りの中で認知症サポーター養成講座を開催するきっかけが生まれることもあるかもしれない。

また，島田氏によると，教育機関における認知症サポーター養成講座の実施の利点としては，次のようなものがあるという。

・授業の1コマでの実施が可能。
・講師役は，地域包括支援センターの職員が担うため，学校側の費用負担がない。
・N-impro を使えば，認知症の人への対応方法をゲーム感覚で考えられるため，生徒たちも飽きずに参加できる。

こうしたことを教育機関の責任者に説明することで，講座開催のメリットが理解され，開催につながる可能性も高まるだろう。

認知症のある人が安心して暮らせるまちづくりのためには，地域で暮らす，より多くの人々が，認知症に関する正しい知識と理解をもつことが必要である。各職域や学校教育において認知症サポーター養成講座の実施の機会を拡大していくことは，その一助となるだろう。そのためには，地域包括支援センターなどの専門機関が，地域の小売業者や教育機関などにも積極的にアプローチをして認知症に関する教育の必要性への理解を得るとともに，支援を必要とする高齢者へ適切な支援を行うための「顔の見える関係」づくりに取り組む必要がある。

〔髙岡茉奈美・五十嵐　歩／取材協力：サカモト電器　坂本明弘氏・

静岡県焼津市南部地域包括支援センター　望月旬子氏・

東京都練馬区中村橋地域包括支援センター　島田浩美氏・

東京都練馬区立貫井中学校校長　桐野和之氏〕

2）引用文献
1）厚生労働省：これまでの認知症関係施策のあゆみ.
〈https://www.mhlw.go.jp/stf/seisakunitsuite/bunya/0000079269.html〉［2022.2.1］
2）地域共生政策自治体連携機構：サポーターの養成状況.
〈https://www.caravanmate.com/result.html〉［2022.2.1］
3）地域共生政策自治体連携機構：チームオレンジとは.
〈https://www.caravanmate.com/team-orange〉［2022.2.1］

topics ▶ **認知症への理解を深める VR プログラム**

【プログラム開発の背景】

I- 第 2 章で解説されているように，現在，日本では認知症をもつ高齢者の数が増加し，2025（令和 7）年には約 700 万人になると推計されている。

こうした中，認知症に対する正しい知識と理解をもち，地域で認知症のある人やその家族に対して手助けする役割を育成するため，本章の 2）で紹介されているように，2005 年より「認知症サポーターキャラバン」が実施され，「認知症サポーター」の養成が進められている。近年では，サポーターの数も増加し，企業の新人研修でも取り入れられるようになるなど，地域での認知症理解に効果を発揮している。

一方，これまでの認知症サポーター養成講座は，座学による知識提供が中心であったため，受講者の主体的な支援活動を促すには不十分なことが課題となっていた。そこで，この課題を解決するため，筆者らは，認知症に関する理解を深め，支援の意識を高めるプログラムを開発した★。

このプログラムでは，VR（バーチャルリアリティ）技術によって認知症のある人の視点を疑似体験することに加え，その人の生活や価値観，ライフストーリーを含めて深く理解することで，認知症のある人への共感を涵養する。そうすることで，住民一人一人が認知症のある人への支援に主体的に取り組むことを促し，「認知症の人にやさしいまちづくり」を進めることを目指しているのである。

【プログラムの構成】

以下① 〜④ の要素を用いて，90 分間のプログラムを構成した（表）。

プログラムの前半では，「望ましくない」対応のドラマと VR（その対応を受けた認知症のある人の視点）を視聴した後，それに対して自分自身がどのように感じたのか，率直な思いを話し合う。その後，認知症の症状や支援に関する講義を受け，一般的な知識を併せて理解する。

さらに，プログラム後半では，前半の「望ましくない」対応と対比させて，「望ましい」対応のドラマと VR を視聴し，対応による感じ方の違いを実感する。

そして，家族や友人などの立場から，主人公に対してどのような支援が行えるのかを話し合う。

表　**プログラムの構成（90 分）**

内容	時間 （目安）
プログラムの概要説明	5 分
短編ドラマ（「望ましくない」対応）と VR を用いた演習，ディスカッション	20 分
講義	30 分
短編ドラマ（「望ましい」対応）と VR を用いた演習，ディスカッション	30 分
まとめ	5 分

★　科学研究費助成事業 基盤研究（B）19H03956「地域住民の認知症支援意識を高める VR・ゲーミフィケーション統合プログラムの開発」（代表者：五十嵐歩）の助成を受けて実施。

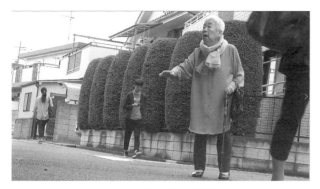

写真1　ドラマの一場面

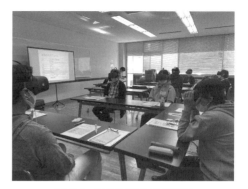

写真2　VR体験中の受講者

① ドラマ

　認知症のある人とその家族を対象にインタビューを行い，生活において困ったエピソードや，まわりの人の対応で助けられたエピソードを聴取した。「同じものを何度も買ってしまう」「トイレのカギの開け方を忘れてしまう」など，実際のエピソードに対応させ，プログラム受講者に考えてほしい支援を盛り込んだ脚本の原案を作成。ドラマ制作を多く手掛ける脚本家が脚本を完成させ，その後，制作会社と協働して撮影を行い，約10分間の短編ドラマが2編，完成した。

　ストーリーは，認知症のある母親とその息子の生活を描いたものである（写真1）。認知症のある人に対する周囲の対応によって，本人の受け取り方が全く異なることを理解してもらうため，「望ましくない」対応のバージョン，「望ましい」対応のバージョンの2パターンを作成した。

② VR

　ドラマに出てくる各エピソードを主人公（認知症のある人）目線で体験できるVRコンテンツを作成した（写真2）。VRコンテンツも，ドラマと同様に周囲の人の対応が「望ましくない」バージョンと「望ましい」バージョンの2パターンを作成した。

③ 講義

　認知症サポーター養成講座を参考に，認知症に関する基本的知識や症状，対応方法についての講義を作成した。認知症の症状や対応について，ドラマに出てくる場面を例にあげて説明することで，実際の症状や状況と結びつけて理解しやすいよう，講義資料を工夫した。

④ ディスカッション

　当事者視点で周囲の人の対応をどのように感じたかを自由に語ってもらい，周囲の人がどのように支援することが大切かを話し合い，考えを深めた。また，後半のディスカッションでは，家族や友人などの立場になり，主人公に対してどのような支援ができるかを話し合うロールプレイを行った。

　筆者らは，このプログラムを実施することによって，認知症のある人への地域住民の理解が深まり，認知症のある人に対する態度や支援意識が向上するか，評価のための研究を行っている。プログラムの効果を明らかにするとともに，地域でのプログラムの普及を進めていきたい。

〔目　麻里子・五十嵐　歩〕

認知症のある人が暮らしやすいまちづくりを目指し，全国でさまざまな団体が活動している。

ここでは，その一つである株式会社 DFC パートナーズの代表を務める徳田氏が，認知症当事者や自治体，企業，地域団体と協働して展開してきた，地域づくりに関わる取り組みを紹介する。

（1）認知症のある人と共にタスキをつなぐ―「RUN 伴」―

「RUN 伴」[1]は，「認知症フレンドリーコミュニティ」を目指す地域が加盟するネットワーク団体，NPO 法人認知症フレンドシップクラブ[2]が主催するイベントである。認知症のある人やその家族，支援者，地域住民が一緒にリレーをしながら 1 つのタスキをつなぎ，ゴールを目指す（写真）。2011 年に北海道で初めて開催され，現在では，北海道から沖縄県まで全国各地をタスキリレーしながら，日本列島を縦断し，地域の人と認知症のある人やその家族が出会うきっかけづくりを行っている。

従来，「認知症支援」というと，たとえば，認知症のある人を訪問して劇をするような，「何かをしてあげる」という慰問的なイベントが多く，同法人理事（当時）の徳田氏は疑問をもっていた。そこで，認知症のある人と一緒になって楽しんだり挑戦したりするような，「同じ方向で取り組めること」はないかと考え，タスキリレーのアイディアを思いつき，取り組んでみることにしたという。そして，「何かをしてあげる／してもらう」という関係を超え，一緒に何かをする，「伴走」していける社会を目指そうという思いを込めて「RUN 伴」と名づけた。

初回は，函館市から札幌市まで約 300 km のルートを決め，ルート上のグループホームや特別養護老人ホームなどの介護施設で暮らす認知症当事者やその家族，職員計 171 人（うち，認知症の当事者 20 人）がタスキをつなぎながらリレーを行った。一人一人が走る距離は，50 m でも 100 m でも 10 km でもかまわない。あるいは，歩いたり車椅子で参加したりすることもできる。その人の状態にかかわらず参加で

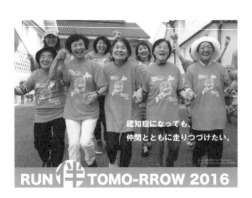

写真 「RUN 伴」2016 年のポスター（一部）

きることが特徴である。

　参加者は，認知症当事者も，家族，医療・介護関係者，地域住民もとても楽しそうに生き生きとしている。開催に合わせて走る練習をしたり，シューズを新調したりするなど，「RUN 伴」が生きがいや目標となっている人も多い。また，参加者同士が知り合い，地域のつながりがつくられるという効果も得られた。

　地域の医療・介護・福祉職も開催に携わっており，他の地域で実施された「RUN 伴」の様子を見聞きして，「今度は自分の地域でもやってみたい」と名乗りを上げ，計画から実施まで実行委員として関わるケースも多い。認知症・高齢者支援の観点から地域の中でどのようなつながりが増えるとよいかを考えながら，高齢者施設や小学校，商店街など地域の関係機関に参加を呼び掛けたり，タスキをつなぐ順番を調整したりしている。

　こうして北海道以外の地域でも開催の手が挙がるようになり，やがて全国で開催されるようになった。2017 年には，姉妹イベントも合わせると全国 41 の都道府県で開催され，約 2 万人が参加している。

　一般的な障害者スポーツでは，障害の程度に応じたクラス分けをし，参加者の状態から各クラスに振り分けるなどの入念な準備が必要となる。一方，「RUN 伴」では，それぞれの可能な方法で参加ができるため，認知症の当事者や関係者と協働しながら取り組みやすいという主催者側にとってのメリットもある。

(2) 認知症にやさしいまちづくりに向けたチームをつくる―「認知症まちづくりファシリテーター講座」―

　「RUN 伴」をはじめとする活動により，認知症にやさしいまちづくりを目指したネットワークが全国につくられていった。株式会社 DFC パートーズでは，そこからさらに一歩進んで，ネットワークを活用しながら，実際のまちづくりや認知症支援に向けて行動するために必要な考え方やスキル，ノウハウを学ぶ「認知症まちづくりファシリテーター講座」[3]を開催している。

　講座には，認知症当事者や家族，自治体，地域包括支援センターの職員，地元の商店街の人，医療・介護・福祉職などが 3 人 1 組でチームをつくって参加し，地域の多様なステークホルダーと連携しながら地域の課題を解決していくために必要な「問いづくり」と「ファシリテーションスキル」を学ぶ。そして，講座で学んだことを各自が持ち帰り，実際のまちづくりに活用する。

　たとえば，ある地域では，受講した人が，理学療法士や作業療法士，言語聴覚士，介護支援専門員（ケアマネジャー），会社員などが集まる多職種交流会を開き，「健康に暮らせる地域のために，自分たちにできること」をテーマとするグループワークを行った。その後，交流会の参加者の声から，特別養護老人ホーム内で野球のライブビューイングが開催され，認知症のある入居者と地域住民との交流の場が設けられたという。

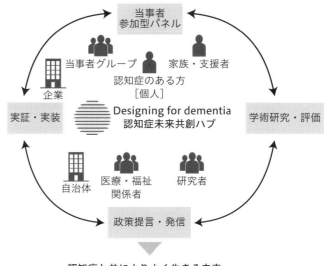

当事者
参加型パネル

当事者グループ　家族・支援者
認知症のある方
[個人]

企業

実証・実装

Designing for dementia
認知症未来共創ハブ

学術研究・評価

自治体　医療・福祉　研究者
　　　関係者

政策提言・発信

認知症と共によりよく生きる未来

図　**認知症未来共創ハブの事業イメージ**（「認知症未来共創ハブ」ウェブサイトより一部改変）

　このように，講座を通じて知り合った人が協働し，さらに地域の事業所や住民，行政に働き掛けて，「認知症フレンドリー」な取り組みにつながるという，よい効果を生み出している。

（3）全国的な仕組みづくりを目指す―「認知症未来共創ハブ」―

　2018 年には，「認知症と共によりよく生きる未来」の実現に向けて，大学や自治体，NPO 法人などが協働するプラットフォーム「認知症未来共創ハブ」[4]が設立された（図）。徳田氏も，自分たちの「認知症フレンドリー社会」の取り組みを全国的な仕組みづくりに活かすことを目指し，運営に携わっている。

　「認知症未来共創ハブ」は，

　・当事者参加型パネル

　・学術研究・評価

　・実証・実装

　・政策提言・発信

の 4 つの柱を中心とした事業を展開している。認知症と共によりよく生きる未来をつくるために，認知症のある人の体験や知恵にフォーカスし，当事者の経験の知見化や，認知症にやさしい施策・事業・サービス・地域づくりに向けて協働する人材の養成とネットワークの構築に取り組んでいる。

　また，運営委員は多様なバックグラウンドを有しており，認知症当事者と関わる医療・介護・福祉の専門職も参加している。認知症当事者の体験や視点を自治体の取り組みなどに活用できるように，認知症のある人とハブをつなぎ，他のメンバーや組織外の専門職と連携しながら事業を展開している。

さらに，国内外の取り組みや認知症に関わるデザインなど，さまざまなトピックスに関する情報発信を行っている。

たとえば，ウェブサイト「100dfc」（https://dac.tsukuba.ac.jp/100dfc）では，全国各地の認知症にやさしいまちづくりを推進する地域（Dementia Friendly Community）の取り組みを紹介している。先進地域での取り組みを参照することで，別の地域における今後の施策や活動の参考になると考えられる。

「認知症＋DESIGN」（https://designing-for-dementia.jp/design）では，認知症のある人も利用しやすいようにデザインされた国内外の商品およびサービスを紹介している。たとえば，認知症のある人が鑑賞しやすい劇場や着脱しやすい衣服，運転しやすい自転車などを，どんな点が「認知症フレンドリー」なのかという情報と併せて説明している。

最近では，認知症当事者100人に行ったインタビューの結果から困りごとを類型化し，その背景や困りごとに対処するための工夫についてまとめたデータベースを作成し，「認知症ナレッジライブラリー」（https://designing-for-dementia.jp/database）として公開している。認知症のある人の喜びや夢，苦悩，知恵を共有し，認知症と共に生きる多様な生活モデルを，認知症当事者と共に探索することを目指しており，今後は，企業や自治体などに活用してもらい，認知症にやさしい施策や商品サービスの開発に活かしてほしいと考えているという。

以上のような取り組みを通じて，あらゆる年代，立場の人が認知症と共によりよく生きるビジョンを共有し，認知症のある人が暮らしやすい社会に向けた活動の輪が広がることが期待される。

〔久貝波留菜・五十嵐　歩／

執筆協力：認知症未来共創ハブ・DFC パートナーズ・元認知症フレンドシップクラブ

徳田雄人氏〕

3）引用・参考文献
1）認知症フレンドシップクラブ：RUN 伴.
　〈https://runtomo.org〉［2022.2.1］
2）徳田雄人（2018）：認知症フレンドリー社会，岩波書店.
3）DFC パートナーズ：認知症まちづくりファシリテーター講座.
　〈https://dfc-partners.co.jp/projects/community〉［2022.2.1］
4）認知症未来共創ハブ：認知症未来共創ハブとは.
　〈https://designing-for-dementia.jp/about〉［2022.2.1］

第3章　認知症のある人を見守る地域づくり

1）「認知症の人にやさしいまち・うじ」の実現に向けて／京都府宇治市

（1）認知症とともに生きる時代

❶ 立場や世代を超えてつながる取り組み

　まぶしく強い陽射しの中，寒冷紗で覆われた茶畑に足を踏み入れると，そこは別世界だ。年齢もさまざまな70人ほどが，畝を隔てて向かい合い，茶摘みに精を出している。柔らかい新芽を誰よりも手際よくサッサと摘んでいくのは，70代の認知症の女性だ。その方に手ほどきを受けながら，20代の若い学生が茶摘みを覚えていく。女性は時に子どものころの思い出を語り，茶摘みの歌を口ずさみながら，手を止めることはなく，仕事をこなしていく。そこには笑顔の交流があり，また，真摯な仕事がある。夏も近づく八十八夜，宇治の地にこのような風景が見られるようになって，2022年でもう7年になる（写真1）。

　この取り組みは，実は，認知症当事者の就労支援の一環として行われている。摘まれた茶葉には対価が支払われ，その報酬を認知症当事者が受け取っている。伝統産業である宇治茶の茶摘み手減少に対して，認知症当事者が良質な労働力を提供するという，認知症当事者と茶園企業とのwin-win関係を目指した，宇治市のモデル事業である。

　私たちの大学のある京都府宇治市では，これまでの認知症についての取り組みの流れの中で，2015年に全国の自治体としては初めて，「認知症の人にやさしいまち・うじ」を実現することを，認知症当事者とともに市長が宣言した。そして，2016年から「宇治市認知症アクションアライアンス」（愛称「れもねいど」）を始動した。認知症アクションアライアンス（Dementia Action Alliance；DAA）とは，認知症

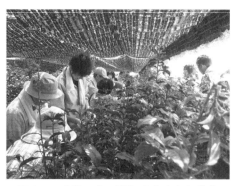

写真1　茶摘み中の認知症当事者と学生

にやさしい地域を実現するための，立場や世代を超えたつながりのことだ。認知症当事者を中心に，私たち一人一人が「自分ごと」として認知症とともに生きていくアクションを起こしていこうとするものである。

❷ 大学の役割

認知症当事者が生活の中で関わる地域の場として，買い物をする店，交通機関，金融機関，交番などがある。認知症の正しい理解のためには，小学校・中学校・高等学校などでの認知症教育も非常に大切である。

そして，大学からはどのようなアクションを起こせるだろうか。

大学には，教育，研究，社会貢献の3つの活動の柱がある。まずは，社会貢献として，学生たちがDAA活動に参画することで，若い力がインプットされ，世代を超えた交流が実現する。そのような現場教育を通して，学生たちが認知症のサポーターとなり，認知症専門職も育っていく。そして，大学に求められるものとして，研究がある。

(2) 認知症当事者が生きている世界を理解すること

❶ 従来の施策・支援への反省から

認知症当事者（本人や家族）を中心に，認知症とともに生きていく社会を実現するためには，当事者がどのように世界を体験し，生きているかを理解することが，何よりも大切である。そうすれば，当事者がどのようなサポートを必要としているのかが，自ずとわかってくる。従来の認知症施策や支援は，得てして支援者の視点から「よかれ」と思うものになりがちであり，残念ながら認知症の本人の視点が抜け落ちていた。

その反省から，2015年に国の「認知症施策推進総合戦略（新オレンジプラン）」には，「認知症の人や家族の視点の重視」という軸が盛り込まれた。この理念は2019年に公表された「認知症施策推進大綱」にも受け継がれている。

❷ 当事者の施策立案・評価への参画実現に向けて

しかしながら，物忘れや認知機能の低下を抱える認知症の人の声をどう聴き取るかについては，イギリスや日本を含め，いくつかの試行研究はあるものの，方法論はまだ確立していない。

そこで，私たちは，DAAの始動に伴い，認知症当事者を中心とした研究活動を行うことにした。この研究活動は，文部科学省「地（知）の拠点整備事業」の研究助成も得て，「宇治市認知症アクションアライアンスに関する当事者研究」として，当事者グループである「れもんの仲間」，京都府立洛南病院，宇治市，宇治市福祉サービス公社，そして私たち京都文教大学の産・官・学協働型共同研究として実施している。

研究の目的は，① 認知症の本人や家族がどのような世界を生きているのか，② その中で，どのような支援を必要としているのか，そして，③ 認知症とともに生きる知恵や技術，を明らかにすることである。このような研究活動を通して，当事者の声を聴き取り，形にする方法論を確立し，当事者が施策立案と施策評価に参画できるようになることを目指している。

認知症の本人，家族，協力者を対象に，以下のような方法で研究活動を進めている。

① 生活の中での記録

認知症の本人，家族それぞれが，生活の中での思いや体験を記録として書き留める。これは生活の中で紡ぎ出される，そのときその場での思いや体験を大切にしたいという考えに基づいている。物忘れを補う技術でもある。

もともと，宇治の当事者グループ「れもんの仲間」は，自身の認知症とともに生きる体験を，パートナー（配偶者や子）とともに書き綴ってきた伝統があった。「れもねいど」が始まるまでの 3 年間（2013 〜 2015 年）に書き綴られたものは，「旅のしおり」として冊子にまとめられている。「れもねいど」が始まってからは，毎月のグループミーティングにそのように書き留めたものを持ち寄っている。

② グループミーティング

認知症の本人と家族，行政職員や医療・福祉の専門職，学生，認知症サポート市民ボランティア，計 40 〜 70 人ほどで，月 1 回のグループミーティングを開催し，生活の中での思いや経験を共有している。

1 テーブル 10 人ほどになるようにグループ分けをし，認知症の本人と家族を中心にそれぞれの立場からの参加者が集う，まさに認知症アクションアライアンスの雛型である。その中で，認知症当事者の思いや経験を聴き取り，「認知症にやさしいまち」の実現に向けてそれぞれの立場でできるアクション，コラボレーションについて話し合う。その中から生まれたアイディアを，一つ一つ活動に活かしていった。

（3）認知症当事者を中心とした活動

2016 年より，認知症当事者グループ，宇治市，宇治市福祉サービス公社，京都府立洛南病院，京都認知症総合センターを中心とした諸機関と連携しながら，宇治市認知症アクションアライアンス活動に参加してきた。以下，活動の一部を紹介する。

❶ 当事者と大学のコラボレーション「ともいき講座」

大学のアクション，認知症当事者と大学のコラボレーションの一つとして，認知症当事者を講師とした「ともいき講座」を大学で実施している。5 年間で 7 回の講座を実施し，7 人の認知症の本人がパートナーとともに，認知症とともに生きる経験について，約 160 〜 180 人の学生や地域の方々に語られた。語りとともに，伸

びやかで心に沁みる歌声を通して表現される講座もあった（写真2）。

講座ではアンケート調査も実施し，認知症のイメージについて，講演前と講演後のイメージ変化について調査した。その結果，講座における当事者の語りは参加者の心を動かし，認知症イメージについても大きく変化したことが明らかになった。

❷ 当事者と学生のコラボレーション「大学れもんカフェ」

認知症当事者と学生のコラボレーションの一つとして，「大学れもんカフェ」も開催している。これは2013年より宇治市内7地域で開催されている「れもんカフェ」（認知症カフェ）を大学でもやろうというもので，認知症当事者と学生が協働してカフェ運営を担っている。

認知症当事者の絵画などの作品・表現に囲まれながら，お茶やお菓子，音楽や卓球を通して，認知症のある人もない人も交流を楽しむ雰囲気に満ちている（写真3）。「大学れもんカフェ」も年々少しずつ進化し，当事者や「れもねいど」加盟店舗によるレモネードやお菓子をメニューとして販売するようになった。また，当事者が育てた野菜の販売も行った。さらに，地域のさまざまな立場の方々とともに，小学生・高校生・大学生などの若者も来店し，当事者同士の交流，小学生・高校生・大学生・地域の方々と当事者との立場や世代を超えた交流が実現している（写真4）。

❸ 京都式オレンジプラン

京都府の認知症総合対策推進計画「京都式オレンジプラン」（2013～2017年）の最終年度に，認知症の本人と家族が望む地域社会の姿を明文化した「10のアイメッセージ」指標（認知症の本人を主語（"I"）とした目標）が5年間でどれくらい達成されたかというアウトカム評価が行われた。多人数を対象とした質問紙調査による量的評価と，より具体的な質的評価が実施されたが，私たちは後者に参加し，グループミーティングにおいて「10のアイメッセージ評価」をテーマとして取り組んだ。

たとえば，アイメッセージ1「私は，周囲のすべての人が，認知症について正しく理解してくれているので，人権や個性に十分な配慮がなされ，できることは見守られ，できないことは支えられて，活動的に過ごしている」については，【周囲の理解が進んでいるところとそうでないところのギャップがある】ことがうかがわれた。そのような状況の中での【当事者本人の姿勢】もさまざまで，【認知症をオープンにできる社会】になってほしいという思いの一方で，認知症をオープンにしている当事者もいれば，認知症をオープンにできない当事者もいる。

認知症をオープンにしている当事者は，【場との出会い・仲間との出会い】を契機に，【仲間から周囲へ理解を広げる】ようにしておられた。【理解が進むためには当事者の社会参加が必要】で，認知症をもった一人一人の人と接する中で【認知症の人の個別性・多様性】を理解してほしい，という強いメッセージが語られた。

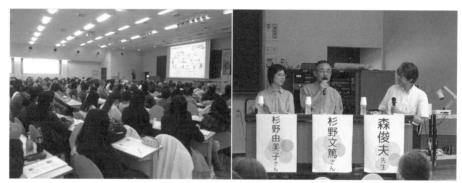

写真2　認知症当事者が講師を務める「ともいき講座」

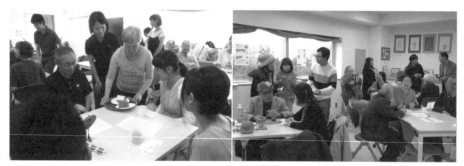

写真3　認知症当事者と学生が協働で運営する「大学れもんカフェ」

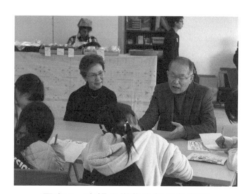

写真4　立場や世代を超えた交流

　このように，当事者が認知症とともに生きる経験を語り，認知症の疾病観が変わり，地域での認知症理解が進めば，認知症をオープンにして社会参加できる方々が増えてくると思われる。そのような周囲の理解の進んだ地域では，【生活圏域】で【認知症・世代を超えた場】で，認知症をもちながらも活動的に過ごしている状況が語られた。

　以上のような認知症の本人・家族の声が新しい京都式オレンジプランに反映された。認知症当事者の思いが一つの形になり，施策立案・評価に反映される道筋をつくることができたのは，大きな経験となった。

❹ 京都認知症総合センター・常設型カフェ

　以前より，「診断と支援とのタイムラグが長い」ことは課題とされてきた。この

ような「早期診断・早期絶望」の状況を改善するために，2018年春に京都認知症総合センターが開設された。京都認知症総合センターは，認知症の各段階に必要な治療やケアをワンストップで提供する，認知症にやさしい地域の中核拠点である。常設型カフェは，そのセンターと地域をつなぐ入り口の役割を果たす。

グループミーティングでは，その常設型カフェをテーマに，当事者を中心にどのような場をつくっていくか，どのような活動を行っていくかについて，アイディアを出し合った。

その結果，当事者が主役であること，仲間に出会える・集える場，医療や福祉につながりにくい人にとってもハードルの低い場，当事者による相談窓口，当事者の個性や多様性を活かすこと，当事者の就労などのアイディアが創出された。

その後，このようなアイディアが少しずつ実現されている。その象徴として，2018年より，認知症当事者による相談窓口「オレンジドア・ノックノックれもん」が定期的に開催されている。このような当事者同士の出会いから発展し，当事者の個性を活かした就労も実践されている。

⑤ 企業とのコラボレーション

2018年に宇治市役所大会議室にて開催された，宇治市認知症アクションアライアンス加盟登録企業向けセミナー・グループミーティングを皮切りに，2019年度は1年をかけて認知症当事者と企業のコラボレーションをテーマに，「認知症の人にやさしいまち・うじ」をつくっていくために，どのようなアクションと連携ができるかを話し合ってきた。

参加企業は，銀行，農業，買い物，交通，医療，福祉，マスメディアなど，25団体・のべ60人。たとえば，先進的な農園企業とのコラボレーションでは，野菜の収穫作業の経験も重ねてきた。さらには，収穫だけでなく，野菜づくりから販売までを手掛ける当事者活動も展開，地元企業・団体との連携で販売会も開催している。就労の対価として当事者は報酬を得ている。農家の人手不足に対して，農福連携のアイディアも出た。

出会い・居場所・活動の場が地域に生まれてきている現在，本人が外出できるように，買い物に行けるように，受診できるように，相談に行けるように，仲間づくりができるように，社会参加できるように，移動支援の必要性が高まっている。とりわけ高齢者の運転や免許証返納が社会問題となっている状況の中，このような喫緊の課題についても，当事者，交通企業，行政が顔を合わせて，話し合いを行った。

このように，認知症当事者と企業が顔を合わせて，協力者とともに認知症をオープンにした意見交換を行うことで，「認知症の人にやさしいまち」をつくるために，すぐにでも実現できること，実現に向けて検討課題とすることなどが具体化していく。認知症当事者の声を聴き取り，形にしていくための方法論としてのグループミーティングに，企業からの参加が実現した意義は大きかった。

（4）認知症にやさしいまちの実現に向けて

学生が変わり，大学が変わり，地域が変わる

　以上のような研究活動成果を，宇治市や京都府のフォーラム，認知症フレンドリージャパンサミット，国際アルツハイマー病協会国際会議などを通して，それぞれの地域で認知症にやさしい地域づくりに取り組んでいる日本全国・世界各国からの仲間に向けて発表してきた。

　大学では，研究活動成果を授業に盛り込み，認知症とともに生きる社会の「いま」を伝えている。活動を通じた当事者と学生の交流から，学生の認知症イメージが変わり，認知症とともに生きる経験が，世代を超えて引き継がれていく手応えがある。このような教育を受けた学生が，認知症サポート活動や認知症アクションアライアンスに参画することにより，世代を超えて認知症とともに生きる社会の実現に貢献するだろう。学生が変わり，大学が変わり，地域が変わるという連鎖が，「認知症の人にやさしいまち・うじ」につながっていく。

　2013年から2015年の3年間に書き留められた「旅のしおり」に記載されている「当事者の意見」の大半が，認知症アクションアライアンスが始動してからの3年間で，モデルケースとしては実現した。その後，この「れもねいどの輪」をより多くの方々に広げていくことが課題になっている。これまでの私たちの活動のより詳細については，『多様な私たちがともに暮らす地域』[1]の中の一章として出版されているので，本書と合わせてぜひ手にとっていただけると幸いである。

　これらの経験をもとに，宇治での活動は次のステージに進み，先駆的事例をモデルにしながら，より多くの認知症当事者，多領域，多世代に，活動の輪を広げていくことが新たな課題となっている。「認知症の人にやさしいまち・うじ」の実現に向けての私たちの活動が，さまざまな地域で取り組まれている認知症にやさしい地域づくりの活動と連動し，認知症とともに生きる社会が実現していくことを願っている。

〔平尾和之〕

1）引用文献
　1）平尾和之（2020）：「認知症の人にやさしいまち・うじ」の実現に向けて．松田美枝編，多様な私たちがともに暮らす地域．ミネルヴァ書房，p.48-75.

✏ 本事例のポイント

　近年，全国の一部の自治体において，「認知症の人にやさしいまちづくり」のための先進的な取り組みが行われている[1]。また，認知症ケアに関する理念や施策の方向性を定める「認知症条例」が11自治体（1県・10市区町）で制定されている（2020年10月時点）[2]。

　本事例で紹介されている「宇治市認知症アクションアライアンス」では，認知症の当事者をはじめ，大学，自治体，病院，福祉サービス公社，地域の企業など，多くの関係者を巻き込んだ「産・官・学協働型共同研究」による当事者研究が行われており，各関係者が有機的につながり，活動

を展開している。

　特に大学が活動の要の一つとなっていることは，学生をまちづくりの担い手として育てる教育的な機能をもたせること，取り組みの成果からエビデンスを創出し地域に定着させるとともに，そのエビデンスを学術論文として国内外に発信することで，活動のノウハウを他国・地域に普及させることができるという点で意義が大きい。

　このような自治体全体の関係機関を巻き込んだ取り組みの中で，地域のさまざまな機関に所属する看護職同士が連携することにより，認知症当事者の健康・生活を包括的に支援する仕組みづくりへの発展が期待できる。

〔五十嵐　歩〕

引用文献
1) 日本総合研究所（2019）：平成30年度老人保健事業推進費等補助金老人保健健康増進等事業「認知症施策における官民連携の好事例に関する調査研究事業」報告書.
2) 日本医療政策機構（HGPI）認知症政策プロジェクトチーム・認知症未来共創ハブ（2021）：「認知症条例比較研究会」中間報告書・政策提言書「住民主体の認知症政策を実現する認知症条例へ向けて」.
〈https://hgpi.org/wp-content/uploads/InterimReport_localreguratiosfordementia-2021_20210312_JP.pdf〉[2022.2.1]

II
-
3

2) 住民・企業・専門職のネットワークで地域を「面」で支える ―「みま～も」型ネットワーク／東京都大田区―

(1)「みま～も」発足へと突き動かした公的機関・専門職の限界とは

　大田区地域包括支援センター入新井を軸とした多様な関係者による「おおた高齢者見守りネットワーク」（愛称「みま～も」：図1）の具体的な活動やそこに至ったプロセスを説明する前に，このような多様な関係者によるネットワークづくり，それに基づく地域づくりに乗り出さなければならなかった背景について，まずは概観しておきたい。

　高齢者の総合相談窓口として設置された地域包括支援センターにおける相談件数は，年々増大しており，私たちの活動拠点である東京都大田区でも22か所ある地域包括支援センターで，1か月あたり約1万件もの相談に対応し，さらに増加傾向にある。今後，急速に高齢化が進んでいく大都市部において，地域包括支援センター

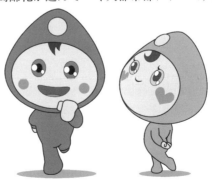

図1　キャラクターの「みま～もくん」（左）と「みま～もちゃん」（右）

が介護保険制度の枠組みの中だけで，「もぐらたたき」のように一つ一つの相談に対応しているだけでは，高齢者が安心して暮らせる地域などできない。まして，これから1人の高齢者が抱える問題が多問題化，複雑化していくことを考えると，個別対応すら一筋縄ではいかず，難しくなることは明らかである。

　このような地域包括支援センターが「もぐらたたき」の現状から抜け出し，本来の意味で地域包括ケアの中核機関としての役割を果たすには何が必要か。

　誰しも，元気なころは地域とのつながりを保ち，その交流の中でやりがいや生きがい，地域の中で役割をもち，生活している。しかし，ライフステージの節目をきっかけに，地域とのつながりを断ち，孤立に陥ってしまうことは少なくない。私たちが地域包括支援センターの業務で出会った人の孤立へのきっかけを例にあげると，「子どもたちの独立」「配偶者に先立たれたこと」「外出の機会の減少による役割の喪失」「定年退職による職場とのつながりの喪失」などである。

　地域包括支援センターは本来，地域住民が「医療や介護」が必要になったときに自ら出向き，初めて出会う場所（機関）である。しかし，医療や介護が必要になったときに，独居，もしくは老齢世帯の人が相談に訪れることが可能であろうか。

　適切な時期に，地域包括支援センターに辿り着くことができず，生死に関わるギリギリの状態で，近隣の人からの「通報」により初めて地域包括支援センターに辿り着くという人たちが急増している。しかし，ギリギリの状態で初めて関わり，何の情報もなく支援を開始したところで，私たちは持てる専門性をその人に対し発揮することができるのだろうか。

　今，地域包括支援センターに求められることは，医療・介護が必要な人がセンターに訪れるのを「待つ」のではなく，支援を必要とする以前の早期からつながりや関わりを持ち続けること。地域の「日常」にさまざまな事業を通してつながりをつくっておくことである。そして，日常の生活・暮らしに寄り添うためには，私たち専門職だけで継続的に関わることはできない。その人の生活にすでに寄り添っているスーパーマーケット，コンビニエンスストア，スポーツジム，金融機関，宅配業者，喫茶店，カラオケ店，郵便局，商店街，民間企業など，その「人」が日常の暮らしの中でつながるすべての人・場・組織と，持続・継続可能なネットワークを構築することが求められている。

（2）地域のプラットフォーム実現のために，必要なネットワークとは

　高齢者医療・福祉において，ネットワークの必要性が叫ばれて久しい中，具体的なネットワークの形は未だに見えないのが現状である。

　超高齢社会の到来を受け，福祉の現場は今，大きな変革の時期を迎えている。その大きな要因の一つは，上述したとおり，「支援を必要としている一人一人が抱える問題が多問題化，複雑化している」ということにある。たとえば，多問題を抱え，人との関わりを拒否している人の問題解決のために，たった1人の専門職が個別

支援の名のもとに関わったところで，その閉ざされた心の扉を開くことはできないだろう。

では，心の扉を開けることができるのは誰なのか。それは，地域で関わりがあった住民であり，日常的に関わりのある商店街・地域企業などで働く人たちである。地域の医療・福祉専門職，地域住民，地域で働く人々が，地域の暮らしの中で日常的にまずはつながり合っていること。そのつながりの中で，地域の「気づき」を早期に支援に関わる私たちにつないでもらうことが求められている。

そのため，活動を開始するに当たって，ネットワークについての共通認識をもつことが必要であり，私たちは，「みま～も」が目指すネットワーク（図2）を次のように具体化してきた。

【ネットワーク①：気づきのネットワーク】

地域に暮らす高齢者と日常的につながりのある人たちが，普段の関係性の中で高齢者の異変に早期に気づくためのネットワークで，友人，ご近所同士，町内会，老人クラブ，商店街，民間企業などがその構成者に当たる。

【ネットワーク②：支援のネットワーク】

「気づきのネットワーク」による地域での早期の気づきをもとに，包括的・継続的支援を実施していくためのネットワークといえる。具体的には，地域包括支援センターのほか，医療・介護・福祉の専門機関などがこれに当たる。

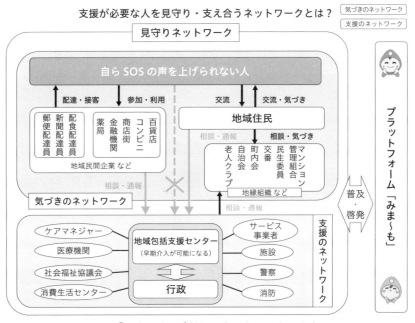

図2　「みま～も」が考えるネットワークのカタチ

「気づきのネットワーク」と「支援のネットワーク」が「みま〜も」と共に活動する中で「個人」や「くらし」が関心の中心となったときに，お互いから学び，多様な組織が化学反応を起こす。多様な主体が出会い学び合う「プラットフォーム」が各々有効に機能し，かつ，2つのネットワーク間が有機的に連携できるシステムづくりが，私たちの目指すネットワークであり，目標である。

(3) 「みま〜も」の概要・克服してきた課題

　「みま〜も」は，賛同していただいた各種団体の賛助会費によって運営している。2019年3月末時点で，賛助会員は，病院・クリニック・薬局12，企業・法人34，在宅サービス事業所38，施設8の合計92団体。後援は，大田区，大田区社会福祉協議会，日本赤十字社東京都支部，東京都健康長寿医療センター研究所である。

　賛助会員は，運営費の捻出だけでなく，「みま〜も」の運営に積極的に関わり，その中で専門性を発揮し，団体としての地域貢献を実現している。

　発足当時，「みま〜も」を持続・継続可能な取り組みとしていくために2つの課題があげられた。それぞれの課題をどう克服してきたかを以下に紹介する。

① 医療・介護分野以外の異業種分野との連携

　分野が違えば，当然，意見や考え方も違う。当然，1つのことに取り組むにしても意見の相違が出てくる。この時点で，公的機関である地域包括支援センター，専門職側の意見を押しつけてしまうと，一方通行の関係性しか生まれない。

　そこで私たちは，各協賛企業の得意分野で地域貢献が可能となる具体的な取り組みを各企業に提案していった。共に考え，実行するという作業の継続を通して，違う立場，違う考えを認め合うという空気感をネットワーク内に醸成していくことをねらいとした。

　この過程を通して誕生した事業が，協賛薬局に所属する管理栄養士と住民が協力して週1回開催している「元気母さんのミマモリ食堂」や，各協賛企業の人を講師に迎え，月1回開催している「地域づくりセミナー」などである（写真）。

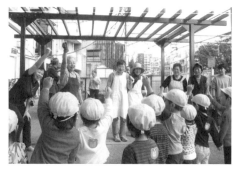

写真　「みま〜も」が大田区より委託を受けて運営している区立の公園で，保育園児とサツマイモの収穫

❷ 協賛企業の確保

　当初，まだ立ち上がったばかりの会に「協賛をしたい」という企業・事業者は少ない状況であった。そこで私たちは，相手組織にとって「みま～も」に関わるメリットを提示することとした。そのメリットとは，以下の3つである。

　　① 協賛となることで公的機関である地域包括支援センター，医療機関である病院との連携を図ることができる。
　　② 超高齢社会，生産年齢人口減少・人口減少社会という世界中でも類例のない経験をしているわが国で，医療・介護・異業種ネットワーク（「みま～も」）を活用し，自社を超高齢社会仕様に方向転換できる。
　　③ 取り組みを通して，自社の得意分野を広く地域住民に知らせることができる。

「メリット」＝直接的な「儲け」の提示ではなく，ネットワークを活用した自社の新たな可能性の提示を意識したのである。協賛企業は年度更新である。つまり，年1回は組織として「みま～も」を続けるか否かを決めてもらう。今では大部分の協賛企業が更新をし，継続して「みま～も」に関わっている。この継続が，各企業が取り組みを通して「みま～も」に関わるメリットを感じていることの証にほかならない。

(4) 誰かに見守られている，支えられているという安心感を作り出す

　地域のネットワーク構築は地域包括支援センターの業務と位置づけられてはいるが，具体的な手法は示されていない。その結果，多くの地域包括支援センターがネットワークを築けていないといった現状がある。

　私たちは，すべてのネットワークの関与者にとってメリットのある「win-winの具体的な事業」を通して連携関係を強化する手法をとった。その結果，商店街活動に参加した協賛事業所などの職員間で自然な交流が生まれ，それが職員のネットワークに対する一体感を醸成することとなった。さらに，その交流が多職種連携を育むことにも寄与した。

❶ ターゲットを「元気高齢者」にシフト

　設立当初，私たちはこの取り組みを通して関わるターゲットを，「自分ではSOSの声を上げることのできない地域とのつながりを断っている高齢者，認知症高齢者」としていた。しかし，自ら関わりを拒否している人には，直接自分たち専門職の手を差し伸べることはできないことに，実践を通して早期に気づくことができた。

「退職」や「配偶者の死」など，ライフステージの節目をきっかけに，地域から孤立し，自ら関わりを拒否している人に対し，医療や介護サービスが必要だ，と専門職が介入しようとしても，同じように拒否されるだけである。だからこそ，その人が地域とのつながりを保ち生活している段階から，専門職が寄り添っている仕組みが必要である。早期に関わる仕組みができることで，対象である人が自身の人生

を選択していくためのサポート，健康でいるための健康情報の提供が可能となる。医療・介護の専門職に今，求められているのは，サービス提供の前の「役割・生きがい・仲間」づくりのサポートなのである。

　そこでターゲットを，今は医療・介護の専門職の支援を必要とせず，地域とも十分つながりを保っている「元気高齢者」とし，この人たちと事業を通して日常的に関わる仕組みづくりへとシフトしていった。その結果，地域で役割ややりがいをもち続け，生活を継続していく人を増やすことができた。そしてこの人たちが，専門職が直接的に関わることができなかった「自分では SOS の声を上げることのできない人」に，同じ住民として手を差し伸べ，私たち専門職につないでくれるという相乗効果が地域に生まれていった。

❷ 専門職・公的機関の役割とは

　2008 年に発足して以来の「みま～も」の歩みは，地域に暮らすすべての人たち＝主体の「やりたい！」をネットワークで実現してきた歴史であった。

　私たちがなぜ，地域の「主体」にこだわったのか。それは，専門職や公的機関の「こうあるべき」をトップダウンで地域に下ろしていく手法では，地域に「やらされ感」しか生まれないからだ。地域の「主体」を基点にすると，取り組みの可能性は無限に広がる。また，そこでの試行錯誤が実践の広がりと厚みを生むのだと思っている。

　気持ちが伴わない中では何も生まれない。私たち専門職・公的機関が今，意識しなければならないこと，それは，「支援」よりも「共感」をつなぎ，「主体」を広げていくことである。

〔澤登久雄〕

 本事例のポイント

　地域包括支援センターが中心となり結成された「おおた高齢者見守りネットワーク」（愛称「みま～も」）は，友人や町内会，商店街，民間企業など地域の構成メンバーによる「気づきのネットワーク」と，医療・介護・福祉の専門機関からなる「支援のネットワーク」をつくるプラットフォームとして活動を展開してきた。特に，企業に協賛を呼び掛け，"win-win"の連携関係を構築するノウハウは，他の地域での活動においても有用である。

　東京都大田区における 10 年以上の活動が蓄積された「みま～も」の取り組みは全国に広がっており，10 自治体が「みま～も」システムを採用し，57 自治体が「高齢者見守りキーホルダー事業」を導入していることがウェブサイトで紹介されている（http://mima-mo.net/）。

　高齢者を見守る地域づくりには，都市部や過疎地など，地域の特徴や有する資源によってさまざまな形がありうるが，「みま～も」の取り組みでは，地域企業との関係構築や「見守りキーホルダー」の活用など，地域性を問わず共通して取り入れられる例が示されている。

　看護職も，これらの事例の中から，自分の活動する地域で活用可能なツールやノウハウを学ぶことができる。

〔五十嵐　歩〕

（1）自治体・地域包括支援センターとコンビニとの関係づくり―研修ツール "N-impro" の開発―

❶ プログラム開発の背景

　地域共生社会の実現のためには，地域の多様な主体が参画することが欠かせない。そこには，地域住民や行政，医療・福祉機関だけでなく，民間企業も含まれる。特に，国内に広く普及しているコンビニエンスストア（以下，コンビニ）は，食品・日用品の販売や各種サービスの提供によって私たちの日常生活に欠かせないものとなっており，地域で果たしている役割は大きい。

　高齢になると，身体機能が低下したり自動車の運転を控えたりすることにより移動範囲が縮小するため，徒歩圏内にある商店の存在が，生活においてより重要になる。日本全国の高齢者の38% がコンビニから 300 m 以内に居住しており，東京都においてはその割合は 76% にのぼる[1]。自宅の近くにコンビニがあることによって，高齢者の買い物の自立が維持される可能性も示されている[2]。公共料金の支払いや ATM の利用，イートインスペースでの休憩，レジでのちょっとした会話なども，高齢者の生活を支えるコンビニの機能としてあげられる。

　このような本来業務の中での高齢者への支援に加えて，コンビニでは高齢者や認知症のある人に対して「プラスアルファ」の支援を行っている。コンビニ店舗スタッフらへのインタビュー調査[3]で明らかになった支援内容を表 1 に示す。

　ほとんどのコンビニは 24 時間・365 日営業をしており，道に迷った高齢者がコンビニで保護されるケースも多い。日本フランチャイズチェーン協会の取りまとめによると，認知症の症状を理由としてコンビニで高齢者を保護した件数は，国内で年間のべ 8,000 件以上となっている[4]。

　一方で，当然のことながらコンビニには医療・福祉専門職はおらず，認知症について学習できる機会も少ない。「認知症施策推進大綱」では，コンビニなどを対象とする認知症サポーター養成の推進が掲げられているが，認知症サポーター養成講座に参加している店舗は，全体の 10% 程度にとどまっているのが現状である[4]。

表 1　コンビニで行われている高齢者・認知症のある人への支援

日常的な援助行動	購入した商品を家に運ぶ，小銭の計算・取り出しが難しい客の支払いを手伝うなど，業務の中の追加的な支援。
緊急の援助行動	買い物に関係なく，緊急事態に客から店舗に連絡が入ることがあり（「自宅で車椅子から転落したので助けてほしい」という電話など），対応する，など。
異変の察知	店舗内で急病を発見する，配達先で呼び出しに応答しないことに異変を感じ，警察に通報する，など。
行政機関への情報提供	認知症が疑われる客がいて心配になり，地域包括支援センターにフォローを依頼する，など。

また，コンビニで実際に行われている支援の一部は，コンビニの本来業務の範囲を超えており，私企業の立場でどこまで顧客の生活に踏み込んで支援を行えばよいのか，行ってよいのか，プライバシー保護と心身の安全確保のバランスといった，倫理的なジレンマが生じることもある。そのため，単に認知症についての知識をもっているだけでは十分に対応することは難しく，行政や地域包括支援センターなどの専門機関との連携が重要である。

　こうした理由から，各コンビニチェーンでは，自治体と高齢者の見守りに関する包括的な協定（いわゆる「見守り協定」）を結び，支援が必要だと思われる高齢者を目にした際に自治体に通報できる体制を整え始めている。中村ら[5]は，このような見守り協定が締結された自治体では，高齢者への支援に関して地域包括支援センターと協力したコンビニが増加したことを報告している。

　しかし，このような協力関係は，見守り協定の締結によって自動的に促進されるわけではない。特に，コンビニ業態は大半の店舗がフランチャイズ加盟店，つまり，独立した事業者であるという特徴があり，自治体と協定締結する主体（＝チェーン本部）と地域で実際に顧客と接する主体（＝加盟店）が一致しない。チェーン本部と自治体との協定締結が協力関係のきっかけにはなるが，実際には地域包括支援センターが地域の各店舗と個別に関係性を構築することが必要となる。

　そこで，筆者らは，自治体・地域包括支援センターとコンビニとの関係づくりに活用できる研修プログラム“N-impro”を開発した。

　ここでは，この N-impro と，これを活用して展開した東京都練馬区におけるプロジェクト★の概要について紹介する[3,6]。

★　JSPS 科研費 15K15880「地域高齢者を支えるコンビニエンスストア：地域包括ケアにおける協働モデルの構築」および練馬区地域おこしプロジェクト「地域共生社会の高齢者支援におけるコンビニエンスストアとの協働モデル事業の構築」の助成を受けて実施された。

❷ N-impro とは

　N-impro は，主にコンビニで起こりうるジレンマ状況への対応を議論することができるゲームツールである。

　筆者らは，2015 年に大学の研究者，介護事業者，コンビニ加盟店オーナーによるプロジェクトチーム「コンビニ協働プロジェクト」を発足させ，コンビニにおける高齢者支援の促進について，CBPR（community-based participatory research；地域を基盤にした参加型研究）と呼ばれる枠組みで研究を開始した。CBPR においては，研究課題や介入方法は研究者らが設定するのではなく，地域で実際に起きている課題を地域の当事者と共に探りながら，有効な解決策を実践していく。

　開始当初は，コンビニ店舗へのインタビュー調査を重ねながら，どのような課題が生じているかを検討していった。その中で，「認知症かもしれないお客さんがいたときに，どう対応すればいいのか，誰に相談すればいいのか」といったとまどいを感じていることや，前述したようなジレンマ・葛藤を抱えていることが見えてきた。そこで，矢守ら[7]が開発した防災教育プログラムの方法論を参考に，多機関・多職種の参加者が地域で起きているジレンマ状況についてゲーム形式で議論を深

めるツールを開発し，課題解決の方策として活用することとした。そしてこのツールは，活動の中心である東京都練馬区（Nerima）と improvisation（即興）から，"N-impro" と名づけられた。

N-impro は，「状況カード」「Yes ／ No カード」「得点カード」（大根カード・おでんカード）で構成されている（写真1，表2）。

「状況カード」は，立場の設定，ジレンマ状況の説明，選択肢の3つの部分からなる。コンビニ店長や従業員へのインタビュー調査から構成されたもので，計11種類が用意されている（その後，「宅配サービス版」「地域住民版」などが追加され，現在は計19種類のカードが作成されている：(2)を参照）。参加者数は通常5〜7人とし，さまざまな立場のメンバーから構成されることが望ましい。

進め方は，下記のとおりである。

---

① 司会者が「状況カード」を読み上げる。

② 参加者は，与えられた立場になりきって各状況での二者択一の判断を行い，「Yes ／ No カード」を裏返しに提出する。

③ 参加者は，一斉に「Yes ／ No カード」を開示する。

④ 多数派（例：Yes が3人，No が4人の場合は No の4人）に「得点」（大根カード）が付与される。一方で，片方の選択が1人のみ（例：Yes が1人，No が6人）の場合は，1人の側に特別な「得点」（おでんカード：大根カード3枚分に相当）が付与される。

⑤ 司会者のファシリテーションのもと，参加者はなぜ Yes または No を選んだのかについて話し合う。このディスカッションの中で，他のメンバーの視点や経験，地域で同様の問題が生じていることを学び，問題やその対応を深く検討することができる。

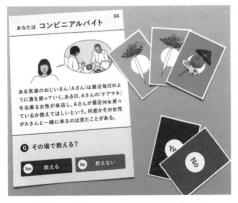

写真1　N-impro で使用するカード

表2　「状況カード」の例

立場の設定	状況の説明	選択肢
あなたはコンビニ店長	常連のお客様が家族と来店。家族に「父は認知症です。今度から父が購入しにきても，商品を売らないでください。糖尿病があるので食事制限をしています」といわれた。	売らないことを約束する？ —Yes（約束する） —No（約束しない）
あなたはコンビニアルバイト	70代くらいのおばあさんが商品のおにぎりをとってそのまま店内のイートインコーナーで食べ始めた。会計を済ますように伝えたが「買ったものだ」と主張する。	警察に通報する？ —Yes（通報する） —No（通報しない）

N-impro には，下記 3 つの要素が含まれている。

① 「学ぶ」

N-impro を通して，実際の状況をもとに認知症の症状や適切な対応方法・社会資源について具体的に学ぶことができる（認知症サポーター養成講座と組み合わせて使うことも多い）。

② 「つながる」

N-impro では，立場や所属の異なる人たちが同じテーブルを囲んでディスカッションを行う機会となり，単なる顔合わせ以上の「顔の見える関係」づくりの効果が期待できる。

また，「立場の設定」を行うことによって実際の立場を離れて考えてみることで，他の参加者の立場にも思いを寄せ，現実の力関係を持ち込まない，双方向かつフラットな対話も可能にする。

③ 「考える」

現実においては，「状況カード」に示されているようなジレンマ状況では，一意のマニュアル的対応方法を決定することは難しく，地域の実情や個別の状況背景に応じて柔軟な対応をしていくことが求められる。

N-impro では，あえて状況設定をゆるくすることで，多くの「似ているけれど，少し違う」状況についても考えを巡らすことができ，柔軟な対応力を醸成することが期待される。

筆者らは先述のように 2015 年に N-impro を開発し，主に練馬区内で活用を続けてきた。開発当初は，「答えの出ない」このツールが受け入れられるのか不安もあったが，実際に参加者を募って実施してみると，予想以上に同じようなジレンマ状況を経験している人が多く，初めて出会う参加者同士で難しい問題について議論が深まっていくことを実感した。N-impro 自体の効果については，コンビニスタッフら 184 人を対象とした調査の結果，N-impro を実施した前後で認知症に対する態度が改善すること，地域におけるコンビニの役割についての理解が高まることが定量的に確認されている[3]。

❸ コンビニとのネットワーク構築

練馬区において N-impro の開発と評価を進める中，練馬区で 2017 年度に開始された助成事業「地域おこしプロジェクト」に採択され，自治体と協働した産・官・

学連携プロジェクトとして発展した[8]。ここから練馬区の行政職員もプロジェクトチームに加わり，本格的に練馬区内での普及を目指して活動を行うこととなった。さらに，2018年度にはこのプロジェクトを契機として，練馬区と株式会社セブン－イレブン・ジャパンおよび株式会社ファミリーマートとで「高齢者見守りネットワーク事業協定」が締結された[9]。

　地域おこしプロジェクトの活動によって練馬区内にN-improを普及させていく一方で，N-impro単独ではコンビニと行政・地域包括支援センターとのネットワークを構築するのには不十分であることも明らかになってきた。コンビニは，慢性的な人材確保難からオーナーら自身が夜勤も含めて休みなく働いているという現状があり，日中に開催するN-improの場に出席すること自体が困難だからである。コンビニ店舗にN-improへの参加を呼び掛けても，「実際にそういうお客さんがいるので関心はあるが，日中に時間はとれない」という返答を受けることが多かった。

　そこで，2018年度には区内の中村橋地域をモデル地域とし，地域包括支援センターによるアウトリーチ型のネットワーク構築方法の開発を行った。この方法は主に，① インタビュー調査と，② 広報紙を持参して行う継続訪問から構成される。

　① インタビュー調査とは，コンビニに対して，高齢者支援に関する困りごとについてインタビューでの調査を依頼するものである。地域で起きている課題について情報収集することはもちろん，調査を通じて双方の信頼関係を構築することも目的としている。

　最初からN-improへの参加を呼び掛けることはハードルが高いが，インタビュー調査は比較的受け入れてもらいやすい。中村橋地域においても，見守り協定が締結されているチェーンの9店舗のうち7店舗から調査への協力を得られた。調査の中では，実際に起きている困りごとに対して，地域包括支援センターがどのように役に立てるかを伝えることができた。

　② 広報紙を持参して行う継続訪問とは，「N-impro新聞」という1ページの広報紙を作成し，コンビニへの継続訪問を行う際にそれを配布するというものである。インタビュー調査後にも地域包括支援センター職員は継続的に店舗への訪問を続けていたが，自らシフトにも入っているオーナー・店長にはなかなか会えない，特段の用事がないのに頻回にコンビニを訪問することに躊躇してしまうという事情から，この方法が開発された。

　「新聞」の紙面には，認知症のある人がコンビニで困っている状況から地域包括支援センターと連携して支援を継続させていくまでの様子が漫画で表現されており，認知症の症状についての解説，最寄りの地域包括支援センターの連絡先も掲載されている。この「新聞」を，店舗を訪問するきっかけとし，また，店頭のスタッフからオーナー・店長に渡してもらうように依頼していった。

　これらのアウトリーチ型ネットワーク構築方法は，次年度以降に区内全域で実施されるようになり，実際に店舗から地域包括支援センターへの相談や情報提供が入

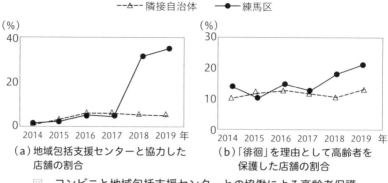

‑‑△‑‑ 隣接自治体　　●— 練馬区

（a）地域包括支援センターと協力した
　　　店舗の割合

（b）「徘徊」を理由として高齢者を
　　　保護した店舗の割合

図　コンビニと地域包括支援センターとの協働による高齢者保護

るようになっていった。日本フランチャイズチェーン協会が全加盟店を対象として毎年行っているアンケート調査のデータを用いた分析においても，練馬区内のコンビニ（n = 216，2019 年度）では隣接 9 自治体（n = 1,079，2019 年度）と比べて 2018 年以降に急激に地域包括支援センターとの連携が進み，高齢者保護割合も上昇傾向にあることが確認されている（図）。

　店舗からの相談が支援につながった事例を紹介する。

〔事例〕

　常連客の高齢男性から，店舗スタッフに対して，「ATM の暗証番号がわからないので操作してほしい」と声を掛けられた。スタッフが代わりに操作することはできないと伝えたところ，翌日からほかの客に声を掛けるようになった。

　今後，客同士のトラブルに発展する可能性が考えられたため，店長から地域包括支援センターへ連絡があった。

　この男性客は，地域包括支援センターで支援を行っている高齢者だったため，家族に連絡し，男性客の娘，地域包括支援センター職員，店舗オーナー，店長の 4 人で話し合う場を設けた。今後，緊急時には店舗から家族に直接連絡ができるよう，店舗と家族で連絡先を交換してもらった。

　オーナーは，「通常は，顧客のプライバシーにどこまで関わってよいか迷うが，今回は地域包括支援センターが介入してくれたことでスムーズに話し合いができ，今後の対応が明確になって安心することができた」と振り返っていた。

　本事例のように，実際に店舗と地域包括支援センターが連携することで，本人にとっての支援になるだけでなく，店舗にとっても，認知症が疑われる客への対応を抱え込まなくて済むようになる。プロジェクト開始当初はごく一部の意欲的な店舗にしかアプローチできていなかったが，店舗にとってのメリットも実感してもらうことで，より多くの店舗による連携への参加が進むことも期待できよう。そのためにも，地道なアウトリーチ活動を続け，どのような困りごとが発生しているかを見

逃さないことが重要である。

　練馬区において徐々に構築されつつあるコンビニと地域包括支援センターとのネットワークが，今後，各地域・各業種においても広がることを願っている。

〔松本博成・五十嵐　歩〕

(2) 自治体における N-impro の普及・展開

❶ 産・官・学協働プロジェクトから自治体事業（大学との共同研究）への移行

　2017年度より2年間，練馬区の地域おこしプロジェクト事業として実施した「ねりまコンビニ協働プロジェクト」の活動は，2019年度より練馬区の高齢者施策事業として取り組むこととなった。

　2021年1月現在，練馬区は総人口約74万，65歳以上の高齢者人口約16万で，「団塊の世代」がすべて後期高齢者（75歳以上）となる2025年には，高齢者人口は約16.5万になることが見込まれている。介護が必要になっても，誰もが住み慣れた地域で安心して暮らせるよう，医療・介護・予防・住まい・生活支援が一体的・継続的に提供される地域包括ケアシステムを確立することが不可欠である。その基本姿勢をもとに，区政運営の方向性を示す「第2次みどりの風吹くまちビジョン（練馬区版総合戦略）」に「高齢者が住み慣れた地域で暮らせるまち―コンビニ・薬局と協働した介護予防と見守り―」として，N-impro の活用が位置づけられ，地域包括支援センターが中心となって地域の見守り力を強化する地域づくりの活動において実践されることとなった。

　また，練馬区の高齢者を取り巻くさまざまな課題に的確に対応し，住み慣れた地域で安心して暮らし続けることができるよう，区が取り組むべき施策を明らかにするため策定している「第8期高齢者保健福祉計画・介護保険事業計画」（2021～2023年度）においても，1人暮らし高齢者等を支える地域との協働の推進を目的として，地域の見守り体制の強化を図るために，地域での N-impro の実施を位置づけているところである。

　特に，地域での理解促進が求められる認知症のある人への対応力向上のためのツールとして N-impro を活用し，区内25か所の地域包括支援センターを中心とした地域づくりの取り組みを展開している。

　具体的には，2019年度より，「ねりまコンビニ協働プロジェクト」を主導していた東京大学大学院を区の N-impro 活用促進事業の委託先として共同研究を行い，以下の3点を柱として，事業を進めることとした。

　①N-impro を活用した事業の実施

　②N-impro の普及

　③N-impro の効果検証

　大学側とは，月に1～2回の打ち合わせの時間を設け，N-impro を活用していくに当たっての課題などについて検討した。N-impro を最も効果的に活用できる方

法や，その他の取り組みから応用できる考え方などは，開発者であり，広い視野を
もつ大学からの意見があることで，筆者ら自治体職員だけで検討するよりも活用の
幅に広がりがもてたと感じる。また，効果検証については，大学側で継続的にアン
ケート調査を実施していたことにより，N-impro の効果を経年で追うことができた。

　なお，2019 年度は，前年度よりモデル事業で N-impro を活用していた中村橋地
域包括支援センターの職員も会議メンバーに加え，区内全域で活用・普及していく
ための方法を検討した。実際に N-impro を地域で活用していた職員からの意見が
あることで，地域の実情に合わせた N-impro の活用に取り組むことができた。

❷ リーダー養成研修とフォローアップ研修の実施

　区内で N-impro をより広く実施できるようにするため，2019 〜 2020 年度に，
N-impro を用いた研修の運営に必要な知識やスキルを学ぶ「N-impro リーダー養
成研修」を実施した。2019 年度は，地域包括支援センター職員，区内の介護事業
所職員，介護の家族会や認知症カフェなどの運営者を対象として実施している。

　リーダー養成研修では，参加者を 6 〜 7 人のグループに分けて実施した。N-
impro の概要やねらい，ルールを覚えた後，各グループで実際に参加者として N-
impro を体験する時間とファシリテーション演習の時間を設けている。本研修の協
力者として，大学側よりプロジェクトチームのメンバーに声を掛け，各グループの
ファシリテーターとして配置している。メンバーは，各グループの体験を盛り上げ
るとともに，ファシリテーションについてのアドバイスをしている。すべての体
験が終わった後，N-impro リーダーの役割や実施方法などの講義を行い，N-impro
の普及活動ができるよう内容を構成した。研修内容の詳細は，表 3 のとおりである。

　リーダー養成研修の受講修了者には，リーダー登録書の提出を求め，登録書
と引き換えに認定証を授与している（写真 2）。区では，この登録書をもとに，
N-impro リーダー名簿を作成している。2021 年現在，約 180 人の N-impro リーダー
が養成・登録され，区内の各地域で N-impro の実施を求められた場合に，迅速な
対応が可能な体制を整えている。

　また，N-impro を実施しての気づきや課題などを集約するとともに，より効果
的に N-impro を実施していくことができるよう，年に 1 回，N-impro リーダーを

表 3　N-impro リーダー養成研修の内容

内容	所要時間	詳細
講義①	20 分	N-impro の作成経緯，ねらい，ルールの説明
N-impro 体験	10 分	参加者としての N-impro 体験
講義②	5 分	ファシリテーション方法の説明
ファシリテーション演習	45 分	研修参加者がファシリテーターとして N-impro を実施，実施後の振り返り
講義③	10 分	N-impro リーダーの役割，N-impro の実施方法や利用についての説明

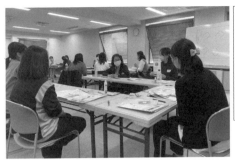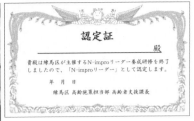

写真 2　リーダー養成研修の様子（左）と認定証（右）

対象として，N-impro リーダーフォローアップ研修を行うこととした。2019 年度は，COVID-19 感染拡大防止のため，中止したが，2020 年度のフォローアップ研修では，オンラインでの N-impro の実施方法を内容に盛り込んでいった（topics を参照）。

❸ 各地域包括支援センターでの N-impro ワークショップの実践

練馬区内の地域包括支援センターでは，地域の高齢者の身近な相談窓口ということで，毎日，さまざまな相談が寄せられる。相談内容から，地域の新たな課題が浮かび上がることも多い。また，地域の住民や企業などからの「認知症に関する勉強会をしたい」との声に応じ，認知症の人への対応を考えるきっかけとして，N-impro を活用している。2019 年度は，50 回以上のワークショップを行い，のべ 1,000 人を超える参加があった。

以下に，その例を紹介する。

〔実践事例 1：各職域向け認知症サポーター養成講座との組み合わせによる実施〕

日本全国で広く普及している「認知症サポーター養成講座」と組み合わせて N-impro を行う方法も取り入れ，地域のさまざまな人を対象に実施している。特に，区内の金融機関など，各職域からサポーター養成講座の開催を依頼された際に，N-impro を併せて実施する講座内容を提案している。

具体的には，サポーター養成講座で認知症について学んだ後，グループワークの形で N-impro を実施している。N-impro を取り入れることで，知識を得るだけでなく，実際の職場での高齢者への対応を想像しながら考えることにつながり，知識をより深めることができる。また，同じ職場での参加者同士ではあるが，意見や考え方の違いを知るよい機会にもなっている。

〔実践事例 2：高等学校での実施〕

区内の，ある高等学校において毎年実施している認知症サポーター養成講座と併せて，2019 年度に初めて N-impro を実施した。同高校でのサポーター養成講座は，毎年，区内で認知症介護をする家族の会などを主催している地域のボランティアが高校からの依頼を受け，「キャラバン・メイト」（講師役）として実施しているもの

である。「メイト」より，N-impro を取り入れた講座の提案を受け，高校の所在地域を担当する地域包括支援センターの職員が N-impro の部分を担当することになった。

これまで座学のみで実施してきた講座と比較すると，N-impro の特徴である「正解がないこと」により，自分の意見をいえること，他者の意見を聴けることなどが生徒に親しみやすかった様子で，グループでの意見交換が非常に盛り上がった。柔軟な発想で状況を考えられる年代には，「ゲーム性」と「考える」という要素のある N-impro は取り組みやすく，主体的に参加できるツールであることがわかった。

〔実践事例 3：地域ケア会議での実施〕

地域の課題を解決するために多職種や地域住民が共に話し合う場である地域ケア会議で，高齢者への支援について参加者が話し合うツールとして活用している。各地域包括支援センターが主催する地域ケア会議において，「認知症になっても暮らしやすい地域づくり」などを議題として取り扱う際に，N-impro を実施した上で意見交換を行った（写真 3）。

N-impro を活用したことで，個々人の発言の機会が得られ，立場や職種の違いによるさまざまな意見を引き出すことができた。地域でそれぞれに活動している人々の顔つなぎだけでなく，互いの立場や考え方を理解することにつながっている。

〔実践事例 4：ケアカフェでの実施〕

練馬区内には，2021 年 4 月現在，「街かどケアカフェ」という場所が 26 か所ある。「街かどケアカフェ」は，高齢者をはじめとする地域の人がふらっと立ち寄り，お茶を飲みながら介護予防について学んだり，健康について相談したりすることができる地域の拠点であり，自由参加できる教室・講座を開催している。

そのケアカフェ事業の一環として，地域包括支援センターの職員がコンビニや薬局に出向いて実施する出張型「街かどケアカフェ」の中で，足を運んだ地域住民に N-impro を体験してもらう取り組みも実施している。認知症についての勉強会として，区が発行している『認知症ガイドブック』を使用して短時間で認知症について

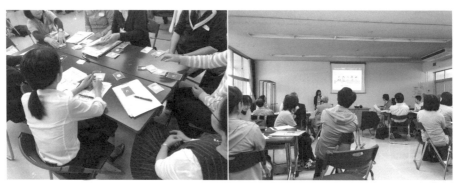

写真 3　地域ケア会議で N-impro を実施

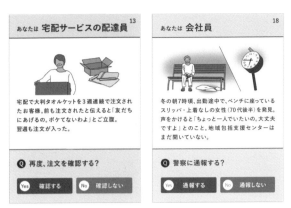

写真4　新たに作成した「状況カード」の例

の知識や制度などを学ぶ時間を設けたり，介護予防のための体操などを実施したりすることと併せて，実際の対応について考えるために N-impro を実施している。

　参加した区民からは，「非常に考えさせられた」「初対面の人とも意見交換ができ，有意義だった」などの意見をいただいている。

❹ 新たな「状況カード」の作成

　地域のさまざまな対象の人向けに N-impro を実施していくにつれ，別の状況でも考えてみたい，という声が多く聞かれ，コンビニ以外にも高齢者の対応で迷う場面を取り上げて，新たな「状況カード」を作成することになった。

　練馬区高齢者見守りネットワーク事業協定を締結している東京都生活協同組合連合会から寄せられた事例をもとに，「宅配サービスの配達員」の「状況カード」計5種類を作成した。また，練馬区民生児童委員協議会光が丘地区の民生・児童委員から寄せられた事例をもとに，「会社員」「見守りボランティア」「地域の住民」の立場での「状況カード」各1種類を作成し（写真4），区内地域包括支援センターに配布した。各地域で活用され，さらにさまざまな状況への対応を考えるきっかけとなることを期待している。

　先述のとおり，練馬区では，「第8期高齢者保健福祉計画・介護保険事業計画」において，地域の見守り体制の強化を図るために，地域での N-impro の実施を位置づけている。住み慣れた地域で安心して暮らし続けることができるまち「ねりま」を地域と共につくっていくためにも，さらに多くの人に N-impro を体験していただけるよう，活用の幅を広げたい。　　　　　　　　　　　　　〔久保智子〕

3）引用文献
1）竹本遼太（2016）：コンビニ難民―小売店から「ライフライン」へ―，中央公論新社．
2）Matsumoto,H., *et al.*（2019）：Association between Japanese neighborhood convenience stores and independent living in older people. *Australasian Journal on Ageing*. 38（2）：116-123.
3）Igarashi, A., *et al.*（2020）：Educational program for promoting collaboration between community care professionals and convenience stores. *Journal of Applied Gerontology*. 39（7）：760-769.
4）日本フランチャイズチェーン協会（2020）：2019年度版 コンビニエンスストア セーフティステーション活

　動 アンケートリポート.
　〈https://ss.jfa-fc.or.jp/folder/top/img/n_202005261054343uz3svyb9fc9zhag.pdf〉〔2022.2.1〕
5) Nakamura, Y., *et al.*（2018）：Impact of support agreement between municipalities and convenience store chain companies on store staff's support activities for older adults. *Health Policy*, 122（12）：1377-1383.
6) 五十嵐歩（2021）：急速に進む高齢化社会で重要な役割を担うコンビニの地域包括ケアシステムにおける協働を目指す取り組み. 月刊コンビニ, 2021 年 1 月号：66-71.
7) 矢守克也, 網代剛, 吉川肇子（2005）：防災ゲームで学ぶリスク・コミュニケーション─クロスロードへの招待. ナカニシヤ出版.
8) ねりまコンビニ協働プロジェクト（2019）：地域共生社会の高齢者支援におけるコンビニエンスストアとの協働モデルの構築 2017-2018 年度報告書.
　〈https://www.city.nerima.tokyo.jp/kurashi/kuseisanka/kyodosuisin/chiikiokosiproject/project_zisshi/happyoukai.files/houkokusyo_gaiyoubann.pdf〉〔2022.2.1〕
9) 練馬区（2018）：コンビニエンスストア事業者等と高齢者の見守り・災害時における応急物資の供給に関する事業連携協定を締結します. 練馬区プレスリリース.
　〈https://www.city.nerima.tokyo.jp/kusei/koho/hodo/h30/h3005/300524-2.files/300524.pdf〉〔2022.2.1〕

 本事例のポイント

　コンビニエンスストア（以下，コンビニ）は，私たちの生活には欠かせない生活圏域のインフラストラクチャーになっており，認知症と生きる方々が安心してコンビニを活用できるためのまちづくりは，全国的に進められるべきことの一つだ。また，認知症の方々を見守る機能にも大きな期待が寄せられている。

　N-impro は，コンビニ店員の方々と共に，認知症の地域ケアの実際を理解し，実践的に学べるツールであり，そのような取り組みを推進する際に大変有益だろう。また，本文に記載されているように，学校や認知症カフェなど，コンビニ以外のさまざまなセッティングへの応用も可能であり，教育，人材育成，地域開発など，認知症に向けた多様な活動への展開を期待したい。

　「ねりまコンビニ協働プロジェクト」による，産・官・学の連携プラットフォームも魅力的だ。N-impro 開発で培った関係性は，貴重な資源（ソーシャルキャピタル）となっていることだろう。N-impro のさらなるアップデートや，認知症以外の要素も含めた地域共生社会づくりに向けた「共創の場」として発展してほしい。

　N-impro は，ダイコンに続き，日本の歴史に名を刻む，新たな練馬エリアの名物になりそうだ。

〔近藤尚己〕

 topics ▶ **オンライン N-impro**

　2020 年初頭から，COVID-19 が世界中で猛威を振るい，日常生活で大きな影響を与えている。人が集まって行う N-impro のような研修は実施が困難となり，練馬区内での N-impro 開催件数も前年度比 80% 減（2019 年度 61 件 → 2020 年度 11 件）となった。実施した際も，5 人以下での実施や，参加者が一方向を向く講義形式による実施がほとんどであった。

　このような中，練馬区高齢者支援課では，東京大学大学院高齢者在宅長期ケア看護学分野と協働で，オンライン会議ツールを用いて N-impro を開催する試みを始めた。オンラインで開催することができれば，感染予防をしつつ，双方向のグループワークによる効果を得ることができる。また，この方法は，遠方にいる関係者に参加してもらうことや，N-impro 以外の会議・研修に

も応用可能と考えられる。そこで，ここでは，練馬区で行っているオンライン N-impro の実施方法を紹介する。

【オンライン実施までのステップ】

練馬区では，使用するオンライン会議ツールは Zoom とし，以下のようなステップを踏んでオンライン N-impro の実現を目指している。

① N-impro の主催者（＝地域包括支援センター職員）自身が，Zoom の操作に慣れる。

② オンラインの操作に慣れている人に参加してもらい，実施する。

③ 各地域で周知し，参加を希望する人に向けて実施する。

【職員向け講習会】

まず，地域包括支援センター職員を対象として，Zoom 上で N-impro を実施する方法の講習会を開催した。2020 年度は各種研修の多くがオンライン研修に移行したこともあり，講習会参加者の大半は Zoom 会議への参加経験があったが，一方で，「ホスト」としてこれを使ったことのある参加者は 1 割程度であった（2021 年 3 月時点）。そこで，職員向け講習会では，Zoom の基本的な使い方と共に，「ホスト」として会議をコントロールする方法を中心に伝えた。

● 1 回目

初回の講習会は，2020 年 10 月に，区内の各地域包括支援センターを Zoom 上でつなぎ，講習自体をオンラインで行った。しかし，このときにはほとんどの参加者は Zoom の操作に慣れておらず，音声・操作トラブルの解消や，一部の機能の操作について，オンラインの画面越しに伝達することが難しかった。そのため，次の講習会は現地に参集して行うこととし，複雑な機能は使わず，なるべく簡易な操作で実施ができるように講習方針を変更した。

● 2 回目

2 回目の講習会は，練馬区大泉圏域の地域包括支援センター（5 か所）の訪問支援員の会が中心となって開催された。訪問支援員とは，介護保険サービスを利用していない 1 人暮らし高齢者または高齢者のみ世帯を対象に，定期訪問による見守りを行う事業の担当者である。COVID-19 感染拡大を受けての閉じこもりの増加・社会交流の減少を最も近くで見守ってきた人たちであり，オンライン交流に対する期待が高かった。

2021 年 2 月に，十分な身体的距離が確保できる会場にデータ通信端末（Wi-Fi ルーター）と各地域包括支援センターからパソコン・タブレット端末を持ち込み，トラブルが発生した場合は直接手元で操作を教えられる体制で講習会を開催した（写真 1）。講習の内容を表に示す。

操作の簡易化のための主な変更点は，Zoom 上の〇・×の意思表示を行うためのボタン機能を使わずにジェスチャーによる Yes ／ No の意思表示（腕で大きく〇・×を表現）を行ってもらうこと，画面共有機能を使わずに手元にある紙カードを直接カメラに表示して読み上げる方式をとったことである（写真 2）。アナログ要素の強い方法ではあるが，かえって親しみやすさが生まれ，参加者の気持ちを和らげる効果もあると思われた。

表　2回目の職員向けオンライン講習会の内容

パソコンの準備	カメラ・マイク付きの端末を用意し，同一場所で複数端末により参加する場合は，ハウリングを防ぐためにイヤホン・ヘッドセットも用意する。
ミーティングルームの作成	新規ミーティングルームを作成し，参加用URLを参加者に送信する。
音声・ビデオの設定	ミュート機能・ビデオのON／OFFを確認する。外部入出力機器を接続している場合は，使用機器を切り替える。
参加者の名前の変更	表示される名前を，「所属・名前」など，わかりやすいように変更する。
画面表示の切り替え	・ギャラリービュー：すべての参加者が表示されるが，一人一人の映り方は小さめ。ファシリテーターはこちらを使用。 ・スピーカービュー：発言中の参加者が拡大表示される。参加者はこちらを使用。
共同ホスト機能	ファシリテーター（主催者側スタッフ）を，参加者の管理やブレイクアウトルームの出入りが可能な共同ホストに設定する。
ブレイクアウトルームの作成	大人数で実施する際は，5〜7人ごとのグループに分けて割り振る。
スポットライト機能	スピーカービューの設定ができない参加者がいた際に，強制的に任意の人物を拡大表示する。
N-improの実施方法	・カードの読み上げは，カードをカメラに映しながら行う。 ・Yes／Noの意思表示は，ジェスチャーで行う。 ・「得点カード」の代わりに，主催者の手元に小型のホワイトボードなどを用意し，点数を書き込んで映す。 ・ディスカッションの際は，リアクションを大きめにする。

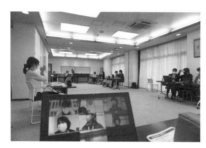
写真1　2回目の職員向け講習会の様子

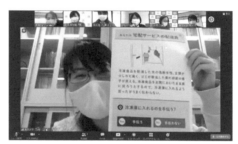
写真2　手元のカードを掲げて意思表示

【参加者を広げる】

　しかし，これ以降は，実際に参加者を募ってのN-impro実施は実現できていない。参加者側にも最低限の準備・操作をしてもらう必要があり，普段ICTツールを使い慣れていない人がいきなり1人で参加するのは難しいと考えられるためである。特に，Zoomなどは，主催者に見えている画面と，参加者に見えている画面とが一致せず，オンラインで「このボタンを押してください」と指示を伝えることも難しい。また，音声・映像自体の不具合のために，指示自体が届けられないこともある。そのため，最初のうちはZoom会議などへの参加経験がある人などに限定して実施するのがよいだろう。

　操作に不慣れな参加者のそばで慣れている人がサポートをするようにして，各会場に2〜3人ずつ集まるサテライト方式で会場をつなぐことも選択肢として考えられる。はじめは現地でサポートしながら，次に1人で参加する，という手順を踏むことで，円滑な実施が可能になる。

　特に，COVID-19の影響で外出・社会交流の機会が減ってしまった高齢者にとっては，Zoom

のような ICT ツールを用いる技術を身につけることは，他の場面でも役に立つ。国内外で高齢者を対象に ICT ツールの使用をサポートしながらオンライン交流の機会をつくる取り組みが行われており[1, 2]，COVID-19 収束後にも活用されることだろう。

　なお，N-impro は練馬区外でも利用できるよう，株式会社 DFC パートナーズが運営するオンラインストア "dfshop" で販売を行っている（2022 年現在）。上述のオンライン実施方法は，全国各地の購入者・購入検討者に N-impro を体験してもらうためにも活用されている。　〔松本博成〕

topics　引用文献
1）認知症未来共創ハブ：コロナ禍でも高齢者を孤立させないオンラインサロン　つくば市（茨城県）.
　〈https://designing-for-dementia.jp/dfc/dfc007〉［2022.2.1］
2）東京大学高齢社会総合研究機構：コロナに負けるな！　フレイルチェックで地域をつなぐ.
　〈http://www.iog.u-tokyo.ac.jp/?p=5762&lang=ja〉［2021.4.20］

4）訪問看護事業所が取り組む認知症支援の仕組みづくり／東京都目黒区

　かねてから，筆者が管理者を務める当訪問看護事業所による認知症支援の仕組みづくりは，地域における認知症の人の家族や地域住民と共に進めたいと考えていた。その理由は，認知症という病気が一般的に，「認知症になったら終わり」「認知症にだけはなりたくない」「何もわからなくなる」というイメージが先行し，「病気」としてとらえられていないことでさまざまな課題が生じていると感じていたため，住民に直接働き掛けることで，その課題を解消することが先決だと考えたのである。

　認知症を発症したころは，本人が自分の症状を自覚しており，混乱することがある。特にこの時期に，本人の不安感の解消や，生活上困難となったこと，家族の関係性の変化に対し，それぞれの生活の場に即した専門的なサポートが必要である。

　しかし，一般的に，訪問看護で関わる認知症の人は，療養の意向を表明することが困難となる認知症中等度以降が多い。そのため，認知症軽度の時期から継続的に関わることで，本人が望んだ療養の意向を実現し，家族が精神的に一番大変だと感じる時期から訪問看護として自宅での生活をサポートできないかと考えた。また，当事業所があるのは商店街の一角で，事業開始当時より，この商店街の中に近所の人が気軽に立ち寄ることのできる場をつくりたいという思いもあった。

　そうした経緯から，地域で暮らす人が，認知症という病気になっても身近なところに支えてくれる人がいるという安心感をもてるようにと開始したのが，コミュニティカフェ事業やまちかど保健室事業，ファミリーサポート事業である。

　以下，訪問看護事業所がこうした事業を運営することで，地域における認知症支援の仕組みづくりに取り組んできたプロセスを紹介する（図 1）。

まちかど保健室

近隣住民

認知症コミュニティカフェ
（Dカフェ）

認知症者本人，家族，
Dカフェ世話人，介護経験者，
地域包括支援センター，自治体，
近隣住民，他事業所職員

ファミリーサポート事業

他区・遠方介護者

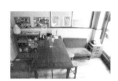

訪問看護

認知症者本人，同居家族，
遠方の家族

図1　当訪問看護事業所が取り組む認知症支援の仕組みづくり

（1）訪問看護事業所としての認知症支援

　当事業所は，東京都目黒区の中央地区にある。目黒区は人口約28万，高齢化率21.8%（いずれも2021年1月現在）で，中央地区は5つの行政区の中で高齢化率が2番目に高い。面積は14.67 km²で，電車やバスなどの公共交通機関も多く，生活用品の購入には，徒歩やこれら公共交通機関で移動できる。

❶ 利用者の状況

　2014年の開設から7年間で，利用者93人のうち，認知症が主な傷病名で訪問看護の利用が開始になった人は25人（全体の約26.8%）であった。

　診断名は，アルツハイマー型認知症が17人（68%），レビー小体型認知症が2人（8%），前頭側頭変性症が2人（8%），不明が4人（16%），介護保険の要介護度は，要支援が1人（4%），要介護1が10人（40%），要介護2が5人（20%），要介護3が6人（24%），要介護4が1人（4%），要介護5が2人（8%）であった。要介護2以下の利用者が60%以上を占めることから，身体的には介護量の少ない利用者が多いといえる。

　訪問看護頻度は週1〜3回，訪問看護開始から終了までの平均期間は約3年2か月。利用者の医療的な特性として，認知症以外の既往歴のある人は全員（100%）で，心疾患，高血圧，糖尿病，喘息，便秘，前立腺肥大，慢性腎不全などがあった。そのうち内服治療を受けていた人が21人（約84%）であり，全員が認知症の治療薬を内服していた。また，何らかの行動・心理症状（BPSD）があった人が12人（約48%）であった。

　訪問看護依頼のきっかけは，介護支援専門員（ケアマネジャー）や地域包括支援センターからが多く，認知症コミュニティカフェ（後述）の参加者からの紹介は7

人であった。理由は，地域包括支援センター職員の来訪を断られることや，介護保険サービス利用を拒否される，食事がとれていない，熱中症や脱水になった，入浴ができない，医師より薬が飲めていないといわれた，家族が本人の言動に疲弊しているなどであった。また，骨折や肺炎で入院し自宅退院したものの，介護者が高齢，就労により日中独居，BPSD での介護困難といった理由での依頼もあった。

2021 年現在，訪問看護を継続中の利用者は 5 人であるが，訪問看護終了者 20 人の転機は，施設入所が 9 人（45%），入院が 5 人（25%），他事業所へ移動が 3 人（15%），在宅死が 2 人（10%），軽快が 1 人（5%）であった。

❷ 訪問看護の実際
【本人への支援】
① 疾患の把握・管理

まず，認知症や他の疾患によって本人に苦痛となっている症状の緩和を図るため，基本的な睡眠や食事，排泄，活動，痛みなどが生活を送る上で妨げになっていないかを判断する。睡眠や痛みは認知症症状を悪化させる原因になるため，優先的に症状緩和を図る。そして，先述したように，認知症が主傷病名の利用者は，ほとんどが認知症の治療薬とそれ以外の疾患に対する薬物治療を行っているため，体調管理する上では，薬物療法が適切に行われることや高齢者に起こりやすい合併症の管理が重要である。

また，当事業所の利用者の約 48% に BPSD があった。訪問看護師は，生活する上で困難な状態に陥っている BPSD の原因をアセスメントし，改善することで，それまでのその人らしい生活を維持できるよう支援している。これらの症状緩和のための薬物療法の継続や体調管理，生活改善は，ケアマネジャーのケアプランをもとに，主治医，訪問介護，通所介護（デイサービス），短期入所（ショートステイ），福祉用具事業所などの職員との連携で成り立っている。

② 関係性の構築

冒頭でも述べたように，認知症を発症したころは，認知症症状を自覚し，その不安感によって症状が悪化している場合がある。そして，家族など周囲の人から怪訝な態度をとられることや，認知症症状による被害妄想と現実の判断がつかず，混乱することがある。自宅に訪問すること自体が困難な場合や，ケアの拒否がある，サポートの必要性を感じないことが訪問看護の受け入れを困難にしている場合，その原因を理解する必要がある。そのため，当事業所では，訪問看護師は，認知症の型による特性や本人の思いを理解した上で，本人との関係性を構築し，自宅で生活する上で必要な，訪問看護以外のさまざまなサポートも受け入れることができるように調整を図っている。

そして，認知症中等度以降になると，言語でのコミュニケーションをとることが

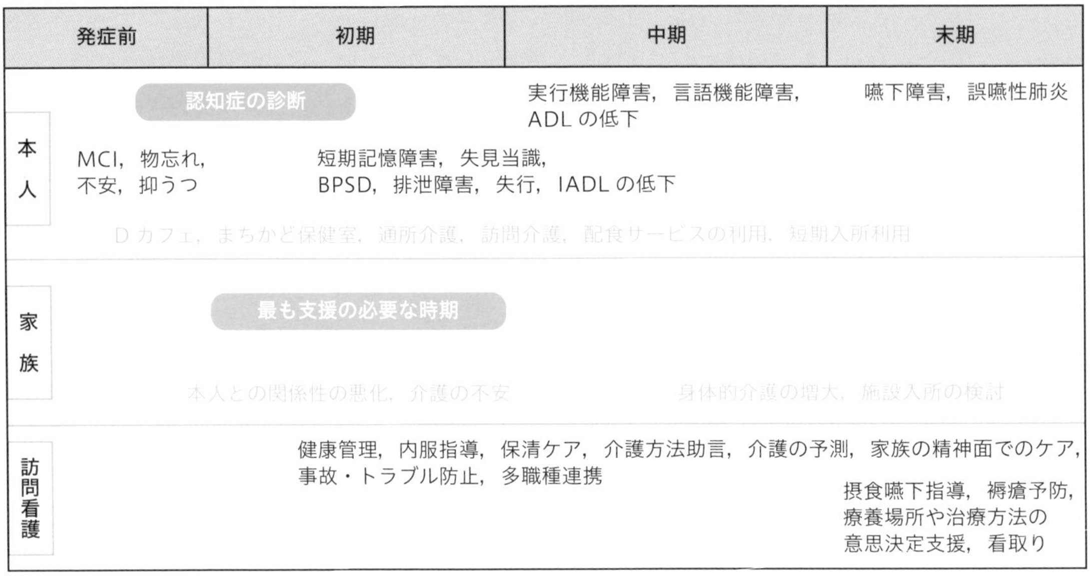

	発症前	初期	中期	末期
本人	認知症の診断		実行機能障害，言語機能障害，ADL の低下	嚥下障害，誤嚥性肺炎
	MCI，物忘れ，不安，抑うつ	短期記憶障害，失見当識，BPSD，排泄障害，失行，IADL の低下		
	D カフェ，まちかど保健室，通所介護，訪問介護，配食サービスの利用，短期入所利用			
家族	最も支援の必要な時期			
	本人との関係性の悪化，介護の不安		身体的介護の増大，施設入所の検討	
訪問看護	健康管理，内服指導，保清ケア，介護方法助言，介護の予測，家族の精神面でのケア，事故・トラブル防止，多職種連携			摂食嚥下指導，褥瘡予防，療養場所や治療方法の意思決定支援，看取り

図 2　当訪問看護事業所の認知症支援

困難な状況となる。しかし，軽度の時期から本人らしい生活をサポートしてきたことで，認知症が進行して意思表示が困難な状況になっても，本人が望む療養の意向を家族と共に推測し，実現することが可能になっている（図 2）。

【家族支援】

　認知症の人と一緒に生活する上での困りごとは，家族それぞれに受け止め方が違い，毎日接する人にとっては精神的な負担となることが多い。また，認知症や他の疾患の症状によって生活機能障害が生じているため，医療的な視点をもった症状緩和が必要である。そのため，通所介護や訪問介護，短期入所のサービス利用だけでは，自宅で生活を共にしている家族の困りごとを解決することは困難である。

　訪問看護師は，認知症の軽度の時期に，生活の場である自宅で，実際に家族が困っていると感じていることを医療的に判断しながら症状緩和を図り，家族の望む方法で解消している。時に，本人の意向を汲まずに家族の意見を尊重していると受け取られることがある。しかし，本人の苦痛となっている症状を緩和した上で，家族が納得し，実行できる解決方法でなければ，その生活を維持することは難しい。

　たとえば徘徊は，同居している／していないにかかわらず，ほとんどが，行方不明の捜索や夜間の対応による家族の不眠，疲労感の増大につながる。特に夜間徘徊の原因が利用者の睡眠障害によるものであれば医師と相談し，睡眠導入剤を調整したり，夜間眠れるように，通所介護の利用や自宅での生活を見直すことによって活動性を上げるようにしたりする。

　その解決方法は，本人が快くできることであるか，家族にとって経済的にも時間的にも無理なく継続できることであるかを判断して実行する。また，薬の影響によっ

て日中眠気が強く活気がなくなることで活動が低下しないか，家族にも不都合がないかをモニタリングし，調整しながら解決していく。

　さらに，同居していない家族であってもケアの対象であり，本人に対する思いや介護への関わりにはそれぞれの立場があるということを理解した上で支援を行う必要がある。

　そして，認知症を発症したころの家族は，認知症の症状だとは気づかず，本人の言動の変化にとまどうことや認知症発症を認めたくない気持ち，介護の先行きや自分たちの生活の変化に不安を感じて，周囲から精神的に孤立している。一般的に，排泄にまつわるトラブルや夜間の睡眠障害，徘徊を含むBPSDは，家族にとってストレスが大きく，早急に解決が必要である。このような家族の孤立感や精神的な負担が大きい状態が続くと，自宅で介護することを断念し，施設入所を検討したり，施設入所が困難な場合は，この状態がずっと続くのかという不安などから虐待につながったりするケースがある。また，認知症症状の進行によって，自分たち家族の生活にはどのような変化があるのかという，先への不安も生じる。

　訪問看護師が今後予測されるトラブルや生活スタイルの変更に対して家族に助言をすることで，先の見えない不安が解消され，心構えができる。また，発生したトラブルの解決方法をそのつど一緒に考えることで，家族に「自分たちだけで問題を解決しなければならない」という孤立感が生じないようにしている。また，定期的に訪問看護を受けることで，家族の些細な不安感や混乱が解消し，本人に対する言動が穏やかになる。実際，BPSDが完全に消失することがない場合や軽減しない場合であっても，家族の受け止め方や接し方が変わることで，本人との関係性が改善され，自宅での生活を継続することが可能である。

　認知症中等度以降は，身体的ケアが増えることで生活の継続が困難になってくることがある。先述したように，当事業所における訪問看護終了の転機として，施設入所は45％であった。多くは，身体機能の低下による介護量の増大によるものや，独居で生活継続が困難となったというものである。

　認知症と診断され，軽度の時期に適切なサポートが得られないまま施設入所を決定した家族は，自責の念を抱くことや後悔することが多い。そのため，家族にとって精神的に大変な認知症軽度の時期にサポートが受けられることや，本人と一緒に暮らした時間や，介護の苦労を理解してくれる存在は重要であり，訪問看護師がその役割を果たすことができる。そして家族は，本人と暮らす時間がもてたという満足感や達成感を抱くことで，施設入所や入院などで自宅での生活が継続できなくなっても，それまでの介護を肯定的にとらえることができるのである。

(2) 地域がつながる場づくり―認知症コミュニティカフェ事業（Dカフェ）―

　行政や医療職，介護職に認知症軽度の時期より行う訪問看護の支援について理解してもらうために開始したのが，介護者主体のNPO法人が運営する認知症コミュ

ニティカフェ事業（以下，Dカフェ）である。当事業所の事務所で開催しており，行政，医療職，介護職，他事業所職員，認知症者本人，家族，介護経験者，Dカフェ世話人など，参加者同士がつながる場となっている。

　目黒区内には現在，10か所以上のDカフェがあり，世話人の自宅，病院や通所介護事業所，特別養護老人ホームなどで，それぞれの特色を活かして運営されている。Dカフェの運営主体であるNPO法人Dカフェnetは元来，認知症の人の家族会として自治体保健師のサポートを受けて活動していたが，その後，NPO法人として住民主体の活動を始めた。「Dカフェ」の名称の由来は認知症を意味する"dementia"であるが，誰もが認知症のことを自分のこととして考えるという意味と，"district"，つまり，まちの交流ステーションの意味がある。

　また，年に2回，「でぃめんしあ」という無料の会報誌を発行しており，区内の医療機関や自治体関連施設などに配布している。

　当事業所では，月に1回，訪問看護師と昼の時間にランチをとりながら気軽に病気や介護について話すというコンセプトで開催している。看護師がいるため，認知症の人への対応方法や困りごとの相談，終末期医療，最近ではCOVID-19の話題が出る。参加者は主に認知症の人，介護者家族，訪問看護利用者，利用者家族，世話人，介護経験者，地域包括支援センター職員，他事業所職員，大学院生，民生委員，お寺の職員などである。ほかに，遠距離で認知症の人の介護をしている方々からの相談や外部からの見学，電話，電子メールでの問い合わせもある。

　なお，2019年までは，Dカフェ主催で，近くの公園でお花見会や，参加者のなじみのあるレストランでの食事会も企画していたが，2021年現在は，COVID-19感染拡大防止の観点から，オンラインで開催している。

　Dカフェの運営は，訪問看護事業所内で行っているため，専任で看護師を配置していない。開催に当たっては，NPO法人の世話人が進行する。そのため，会場費や人件費は当事業所でほぼ負担がなく，開始当初に必要なコーヒーメーカーやコップ，机，椅子，のぼり旗なども，NPO法人が助成している。開催時には，講師，世話人，開催者であっても全員300円を支払い，お茶やお菓子代にあてている。当事業所の費用負担がないことや，NPO法人より費用面での支援があるため，コミュニティカフェ事業を継続できている。

　訪問看護事業所が認知症コミュニティカフェを開催することで，地域住民の生活する身近なところで，看護師に相談できる場があると感じてもらえるよう，運営している。また，Dカフェを通して，関わる者同士の助け合いの意識が生まれ，Dカフェの理念にある「誰もが自分のこととして考える」地域のコミュニティづくりを目指している。

（3）適切なサポートへとつなぐ―認知症ファミリーサポート事業―

　この事業は，当事業所での訪問看護の利用ができない，あるいは，遠方で来訪で

きない人で，認知症の診断を受けていない人や認知症の疑いのある人を地域の適切なサポートへつなぐために行っている。

電話での相談が主であるが，その内容は，「親が認知症のようだがどこに相談したらよいか」「施設入所させたがこれでよかったのか」「親が介護サービスを受け入れてくれない」など，認知症の診断を受ける前や，公的なサポートを受けておらず，困っている家族からのものが多い。具体的なケアについてや，介護者の不安や迷い，サービスの利用については助言を行うが，地域での相談先がわからないなどの場合は，自治体や地域包括支援センターにつながるよう助言している。

(4) 訪問看護を身近な存在に―まちかど保健室事業―

まちかど保健室は，訪問看護を地域住民に身近に感じてもらいたいという思いから，病気や介護の相談室として始めた，当事業所独自の事業である。日常生活の中で，さまざまな年代や職業の人の目に留まるよう，商店街の一角に事務所を構えている。職員がいるときには常時開放しており，無料で医療や介護の相談を受けている。交番のように，通り掛かりの人に道を聞かれることも多い。

相談者の年代は，10代から90代と幅広い。内容は，学校での友人関係について悩んでいる（10代），夫と子育てのことでもめた（30代），自分の病気の治療法の選択で迷っている（30代），近隣の高齢者が家の外に出されているのを見掛ける（60代），夕方になると寂しい（90代）など，さまざまである。また，訪問看護の利用者の家族や，Dカフェでつながった近所の人などが用事のついでに立ち寄ることもある。

事務所の看板を見た小学生が母親に「訪問看護ってなあに？」と質問していたり，家族に押される車椅子に乗った女性が通り掛かり，咲いているアサガオを見ながら昔話をしていたりするのが聞こえることがあり，保健室が地域住民の身近な存在になっているのを感じる。

(5) 今後の課題

訪問看護事業所による認知症支援の仕組みづくりにおいての課題は，自宅での認知症ケアにおける専門的スキルをもった訪問看護師の役割について，医療職や介護職などに理解を広めていくことである。

そして，訪問看護事業所が地域の身近な場所に認知症支援の場をつくることで，認知症という病気になったときに，専門的なサポートを受けられる，介護経験者とつながることができる，今の生活が続けられるという安心感を地域住民に提供していけるよう，事業を継続していくことである。

今後も，こうした取り組みを通し，支え合うことのできる地域共生社会の構築に貢献していきたい。

〔丸田恵子〕

4）参考文献
・安武綾（2020）：認知症 plus 家族支援. 日本看護協会出版会.
・平原佐斗司（2013）：認知症ステージアプローチ. 中央法規, p.2-6, 32-50.
・吹田夕起子, 中島紀惠子（2013）：新版認知症の人々の看護. 医歯薬出版, p.82-88.
・日本神経学会（2017）：認知症疾患診療ガイドライン. 医学書院, p.54-93.
・大越扶貴, 田中敦子（2006）：認知症高齢者の訪問看護実践アセスメントガイド. 中央法規, p.2-28.
・住田明子（2019）：認知症の緩和ケア. 南山堂, p.202-205.

 本事例のポイント

　本事例では，訪問看護師の日々の訪問の中での認知症当事者と家族の支援に加え，「D カフェ」や「まちかど保健室」など，地域住民全体に向けた支援の場づくりの実践が紹介されている。これは，訪問看護事業所が地域の専門職間の連携の拠点となり，認知症のある人の生活を支える実践の好事例として活用できる。

　本事例で紹介されている丸田氏の取り組みは，在宅療養をする対象とその家族への直接的な支援に加え，新たなケアシステムの構築や既存のケアサービスの連携促進を図ることを役割とする，在宅看護専門看護師（Certified Nurse Specialist；CNS）[1] としての専門性が発揮された実践といえる。

　また，近年，既存の医療・介護制度にとらわれず，地域のニーズを拾い出しそれに対応する "Social Community Nurse"（SCN）という看護職の働き方・機能が注目されている[2]。SCN としての活動には，医療・社会福祉法人の経営に携わりながら，暮らしの保健室の運営や地域住民の健康啓発に取り組む，フリーランスで糖尿病患者の疾病管理を行う，大学教員の役割を担いながらホームホスピスを運営する，といった事例がある[2]。本事例の取り組みは，訪問看護事業所の場においてSCN 機能も発揮されたものといえる。

〔五十嵐　歩〕

引用文献
1）日本看護協会：専門看護師.
　〈https://nintei.nurse.or.jp/nursing/qualification/cns〉[2022.2.1]
2）野口麻衣子, 姉崎沙緒里, 五十嵐歩, 目麻里子, 稲垣安沙, 津野陽子, 大森純子, 山本則子（2020）：Social Community Nursing 機能【前編】. コミュニティケア, 23（4）：29-34.

5）　地域生活の継続に必要な社会的支援につなぐコーディネーションとネットワーキング—「高島平ココからステーション」／東京都板橋区—

（1）大都市の大規模集合住宅地が担う課題

　東京都板橋区高島平で実施した高齢者の生活実態調査では，大都市の大規模集合住宅地に暮らす認知症高齢者の多くが，複合的な社会的支援のニーズがあるにもかかわらず，必要な社会的支援にアクセスできず，地域生活の継続が阻まれるリスクに直面していることが明らかにされている[1-3]。

　生活の継続に必要な社会的支援を統合的に調整することをコーディネーションと

呼ぶ。また，コーディネーションの役割を担う人をコーディネーターと呼ぶ。今日の制度の中でも，地域包括支援センターや居宅介護支援事業所の業務の中心はコーディネーションであり，認知症地域支援推進員，居宅介護支援専門員（ケアマネジャー）はコーディネーターである。認知症サポート医にはコーディネート医としての役割が期待されており，認知症初期集中支援チーム（I-第3章の3）を参照）はコーディネーションを実践する多職種協働チームにほかならない。

　しかし，コーディネーションの実践の中で繰り返し経験されることは，1人暮らしの認知症高齢者の地域生活に必要な生活支援が著しく不足しているという現実である。認知症と共に暮らせる社会を創出するには，コーディネーションと共に，社会的支援（特に，生活支援）の利用を可能にする地域環境を作り出す活動，すなわち，ネットワーキングが不可欠である。

(2) コーディネーションとネットワーキングの拠点に必要な機能とは ―「認知症と共に暮らせる社会の創出」を目標とする研究―

　コーディネーションとネットワーキングを実践するには，そのための地域の拠点が必要である。それは，これまでの地域保健活動の中でも繰り返し実践されてきたことである。そもそも，地域包括支援センターの理念もその延長線上にあった。それにもかかわらず，認知症と共に暮らせる社会をつくる歩みは暗礁に乗り上げている。これは，「認知症と共に暮らせる社会の創出」を目標とするネットワーキングを実践するために，地域の拠点が保持すべき機能が十分に検討されてこなかったからではないだろうか。

　そこで筆者らは，これまでの地域保健活動の経験を踏まえ，地域の拠点には，
　① 居場所としての機能
　② 相談に応需できる機能
　③ 差別や偏見を解消し，社会参加を促進する機能
　④ 連携・協働を推進する機能
　⑤ 人材を育成する機能
が必要である，という仮説を立て，これらの機能を発揮する地域の拠点「高島平コ

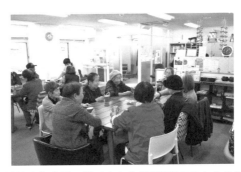

写真　大規模集合住宅地に設けられた「高島平ココからステーション」

コからステーション」（写真）を立ち上げ，その効果を検証する研究を実施することにした。

（3）「高島平ココからステーション」の取り組み

　上記5つの機能とその具体的実践の内容は，以下のとおりである。

　①「居場所としての機能」とは，認知症の有無にかかわらず，障害の有無にかかわらず，誰もが居心地よく，自由に過ごすことができる機能である。高島平では，「認知症と共に暮らせる社会の創出」を地域の拠点の開設理念とし，パンフレットやSNSを通じ，その理念の周知を図っている。また，人々が自由に気軽に過ごせるように，開室日を可能な限り多く確保し，スタッフは「合理的配慮」*がある空間を作り出せるように努めている。

★　障害のある人が他の人と平等に，すべての人権や基本的自由を享受・確保するための変更や調整。

　②「相談に応需できる機能」とは，多様な生活課題をもって暮らす人々が，気兼ねなく相談することができ，必要に応じて適切な社会資源につなぐことができる機能である。高島平では，保健師，精神科医，認知症サポート医，歯科医，心理士，社会福祉士らが，当番を決めて地域の拠点を訪問し，多様な相談に応じることができるようにしている。

　③「差別や偏見を解消し，社会参加を促進する機能」とは，多様な活動を通して，認知症の有無にかかわらず，地域に暮らす人々が共に学び，共に活動し，共に楽しむ機会を作り出し，それによって差別・偏見を解消し，社会参加を促進する機能である。高島平では，地域の拠点で，ミニ講座，音楽会，落語を聞く会など，多様なイベントを開催している。また，日常的にも，誰彼となく談話したり，ゲームをしたりしながら自由な交流が行われている。

　④「連携・協働を推進する機能」とは，社会的支援を提供する多様な組織・団体の連携・協働を推進する機能である。高島平では，地域に情報を発信したり，多様な組織・団体と協働して，住宅供給会社との意見交換会，「認知症フレンドリー」な図書館づくりプロジェクト，花壇づくりや畑づくりによる農福連携プロジェクト，地域包括支援センターや自治体主催の研修会，生活支援第二層協議体の会議など，地域の多様な活動に参加することによって「顔の見える連携」を作り出している。

　⑤「人材を育成する機能」とは，地域に暮らす人々や多様なステークホルダーを対象に研修会を開催し，認知症と人権についての意識を高め，「合理的配慮」と「生活支援」のある地域環境を育む機能である。高島平では，多様な専門職，市民団体，当事者，家族など，さまざまな立場の人を招いて講演，座談会，ディスカッションを行っている。

【本人ミーティング】

　本人ミーティングとは，認知症である本人が集い，自らの体験や希望，必要としていることを主体的に語り合う場である（Ⅱ-第2章の1）を参照）。高島平ココからステー

ションでは，本人ミーティングを月1回，定例的に開催しており，それが認知症である本人を力づけ，地域に暮らす人々の認知症に対する偏見の解消に寄与し，認知症である本人が地域づくりに参画することを促進することが明らかにされている[4]。

(4) 事業評価と普及に向けて

なお，こうした活動が，「認知症と共に暮らせる社会」の実現に向けてどのような意義をもたらすかについては，量的・質的な多面的・縦断的研究の蓄積が必要である。

現在までに明らかにされていることをいくつか紹介すると，先に述べた「5つの機能」をもつことによって，認知症の本人を含め，多くの高齢者が地域の拠点を訪れるようになること[5]，医療などフォーマルなサービスを利用する以前の多様なニーズに対応できること[6]，COVID-19流行下においても電話によるサポートなどを通しての必要な情報の提供や心理的なサポートによって，社会的孤立の解消に寄与することができることなどである[7-9]。

しかし，こうした活動の意義は，すでに実践者や利用者によって，研究として報告される以前から経験的に認識されているという側面もある。実際，すでにさまざまな地域で，多様な主体によって，地域の実情に応じた活動が展開されている。詳細は，「認知症とともに暮らせる社会に向けて　地域づくりの手引き」[10]を参照されたい。

〔粟田主一〕

5）引用・参考文献
1）粟田主一編（2018）：平成28・29年度認知症とともに暮らせる社会に向けた地域ケアモデル事業報告書，東京都健康長寿医療センター.
　〈https://www.fukushihoken.metro.tokyo.lg.jp/zaishien/ninchishou_navi/torikumi/jigyou/caremodel/index.html〉［2022.2.1］
2）Okamura, T., Ura, C., Sugiyama, M., Ogawa, M., *et al.*（2020）：Everyday challenges facing high-risk older people living in the community: a community-based participatory study. *BMC Geriatrics*, 20（1）：68. doi: 10.1186/s12877-020-1470-y.
3）Ura, C., Okamura, T., Inagaki, H., Ogawa, M., *et al.*（2020）：Characteristics of detected and undetected dementia among community-dwelling older people in Metropolitan Tokyo. *Geriatr. Gerontol. Int.*, 20：564-570.
4）宮前史子（2020）：居場所と仲間はどんな効果をもたらしたか？　東京都内団地での取り組み例. 認知症ケア事例ジャーナル, 13：107-112.
5）杉山美香，岡村毅，小川まどか，宮前史子ほか（2020）：大都市の大規模集合住宅地に認知症支援のための地域拠点をつくる：Dementia Friendly Communities創出に向けての高島平ココからステーションの取り組み. 日本認知症ケア学会誌, 18（4）：847-853.
6）岡村毅，杉山美香，小川まどか，稲垣宏樹ほか（2020）：地域在住高齢者の医療の手前のニーズ：地域に拠点をつくり医療相談をしてわかったこと. 日本認知症ケア学会誌, 19：565-572.
7）杉山美香（2020）：認知症支援のために地域の居場所ができること：COVID-19影響下の高島平ココからステーションの取り組み. 認知症ケア事例ジャーナル, 13：220-230.
8）Okamura, T., Ura, C., Sugiyama, M., Kugimiya, Y., *et al.*（2021）：Everyday lives of community-dwelling older people with dementia during the COVID-19 pandemic in Japan. *Int. J. Geriatr. Psychiatry*, 36（9）：1465-1467.
9）Ura, C., Okamura, T., Sugiyama, M., Kugimiya, Y., *et al.*（2020）：Call for telephone outreach to older people with cognitive impairment during the COVID-19 pandemic. *Geriatr. Gerontol. Int.*, 20（1）：1245-1248.
10）粟田主一編（2020）：認知症とともに暮らせる社会に向けて　地域づくりの手引き, 2020年度改訂版, 東京都健康長寿医療センター.

　高島平は，戦後の高度経済成長期に都市近郊に建設された「ニュータウン」の代表的存在である。「高島平ココからステーション」の取り組みは，そのような大規模団地に設置した常設型の共生社会づくり拠点の事例として，大変参考になる。

　とりわけ，理論的に整理された，同様の拠点がもつべき「5つの機能」は有益だ。類似の集合住宅は全国に存在しており，また，同時期につくられた古くからの大規模住宅以外にも応用できるだろう。

　集合住宅は，住民の住居が近接していること，圏域の区分けが明確であることなど，まちづくり型の保健施策を進めやすい要素をもっている[1]。拠点型施設は，人や情報が集まる場であり，保健師などによる地域診断や地域資源（人材など）の発掘など，さまざまな形で活用できるだろう。

　ただし，他の地域への実装においては，地域性や住民自治組織の準備状況などを十分踏まえ，行政側からの一方的な提案とするよりも，住民組織や当事者からの声が上がってくるような，準備段階からの市民参加と官・民連携の体制をつくり，拠点形成へと進むとよいだろう。〔近藤尚己〕

引用文献
1）三菱総合研究所（2017）：先進事例に学ぶ　団地を元気にするガイドブック〜団地における介護予防の取り組みを推進するための手引き〜.
〈https://www.mri.co.jp/knowledge/pjt_related/roujinhoken/dia6ou00000204mw-att/H28_28.pdf〉［2022.2.1］

6）　産・学・官・民で進めるまちづくり—「認知症フレンドリーシティ・プロジェクト」／福岡県福岡市—

（1）プロジェクト誕生の基盤

　2018年2月，福岡市では「認知症フレンドリーシティ・プロジェクト」がスタートした。しかし，このような大きなプロジェクトは突然誕生したのではなく，そこに至るまでには，いくつかの基盤とプロセス，出会いがあった。

　福岡市は，人口約160万，横浜市，大阪市，名古屋市，札幌市に次ぐ5番目の政令指定都市で，人口は現在も伸び続けている。高齢化率は21.8％，10〜20代の若者率は21.7％と，若く活力に満ちた成長都市だ。また，都心部と山や海などの自然が近いコンパクトシティで，住みやすいまちとして定評があるが，都会でありながら地域のコミュニティ活動が活発な都市であることも大きな特徴である。

❶ 共創のまちづくり—地域ごとの課題に対応する「校区自治協議会」—

　2004年4月，福岡市では住民自治の大改革が行われ，145ある小学校の校区ごとに「校区自治協議会」が創設された。コミュニティをしっかり地域に根づかせていくためで，行政と地域が共働のパートナーとなって地域活動に取り組むものであ

る（住民自治）。小学校区ごとに設置されている公民館を地域活動の拠点として，自治会，社会福祉協議会，老人クラブ，男女共同参画協議会などが「校区自治協議会」の構成メンバーとなり，地域の課題を皆で協議して取り組んでいる。

この校区自治協議会には市から「共創のまちづくり補助金」が出されており，たとえば，「買い物支援バスの運行」や高齢者などが集う「地域カフェ」など，地域ごとに特徴ある取り組みがなされている。地域コミュニティが住民を見守り，支えてくれているのだ。

❷ 確実に進む超少子高齢社会に向けて―「福岡市の保健と福祉に関する総合ビジョン」―

2014年10月，福岡市のさまざまなデータや将来予測をもとに有識者会議を開催し，「高齢化と人口減少がもたらす危機」に対し，福岡市のあるべき姿を構想し，その実現に向けて「福岡市の保健と福祉に関する総合ビジョン」として提言をいただいた。市民に求められる意識改革と覚悟，超高齢社会に向けたまちづくりなど，斬新な提言である。

❸ 福岡市健康先進都市戦略「福岡100」

ビジョンを受け，福岡市のデータを再度収集し，分析，将来予測を行い，そのエビデンスに基づいてこれからの政策を進めることとし，「健康先進都市戦略」を立て，2017年7月，「福岡100」プロジェクトを立ち上げた（写真1）。「人生100年時代，100歳になっても元気で住み慣れたところで自分らしく暮らしていける」ことを目標に，健寿社会モデルとして，2025年までに100のアクションを実現するというものである。

壮大な挑戦だが，まちづくりは行政だけでできるものではなく，保健・医療・福祉分野の専門職，企業，大学，市民など，産・学・官・民「オール福岡」で参画して進めることとし，発足した。今や「福岡100」は誰もが知っている言葉になりつつある。この100のアクションの代表的なものとしては，高齢者の外出促進を支える「ベンチプロジェクト」などがあるが，最も大きなアクションが「認知症フレンドリーシティ・プロジェクト」である。

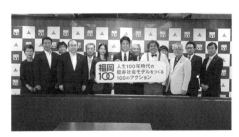

写真1　**「福岡100」プロジェクトの始動**（2017年7月）
右から5人目が，「ユマニチュード®」創始者の一人，ジネスト氏。

(2)「ユマニチュード®」のモデル導入

❶ フランス発祥の，優しさを伝える認知症ケアとの出会い

「福岡100」プロジェクトの推進の中でも認知症対策は最重要課題であり，対策を模索しているときに出会ったのが，「ユマニチュード®」（humanitude）であった。「人間らしくある」ことを意味する造語で，フランスの体育学者・イヴ・ジネスト氏とロゼット・マレスコッティ氏の40年以上に及ぶ病院や施設での経験から生まれたケアの技法である。見る・話す・触れる・立つの4つの行動の柱で成り立っており，一般の人にもわかりやすく，取り組みやすい。フランスでは，「施設認証制度」へと発展している。なお，技法の詳細は，末尾にあげた参考文献を参照されたい。

福岡市では，2016〜2017年に国立病院機構東京医療センター内科医師・本田美和子氏と，九州大学教授・黒木俊秀氏の協力で「ユマニチュード®」のモデル導入を行った。12か所の病院・介護施設の従事者140人，家族介護者252人を対象に講義・実習を行い，彼らが対応した患者の「1か月後」「3か月後」の変化を観察したところ，機能障害の程度が重い人，実験導入時に計った尺度が重かった人ほど改善が見られたと報告されている。

❷ 家族介護者の声で導入を決意

モデル導入に参加した家族介護者では，ほぼ全員から高い評価をいただいた。筆者が高島宗一郎市長と共に病院・家庭を訪問し，お話をうかがったところ，あるご家族が，「認知症の妻の症状が少し改善したことで，家族の介護負担が軽減した。そして，もっともっと妻がよくなっていくような気がして，これからの介護に希望が見えた」と話しながら，実際に「ユマニチュード®」を実践して，患者さんの手足が動くのを見せてくださった。そして，「多くの認知症患者の家族はその介護に苦しんでいる。行政としてもっと『ユマニチュード®』を普及させてほしい」と市長に直訴された。

その声に後押しされ，「福岡100」プロジェクトの一つとして「ユマニチュード®」の普及を図ることとした。

福岡市健康先進都市戦略の一つは，「すべての市民がケアに参加するまち」である。そこで，「ユマニチュード®」を，2025年までに① すべての小・中学校に展開する，② すべての地域に展開する，③ 市職員向けに展開する，④ 救急隊員向けに展開するという目標を立てた。

① 〜④ の研修は対面とウェブの2通りで実施しており，好評である。特に④ については，認知症の人の救急搬送が増えていることから，積極的な導入が進んでいる。

(3)「ユマニチュード®」を中核にプロジェクト始動

このような経緯から，2018年2月5日，「ユマニチュード®」を中核とした「認

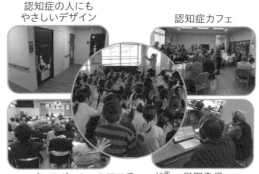

認知症の人にも
やさしいデザイン　　　　　認知症カフェ

ピアサポート　ユマニチュード®　早期発見

写真2　「認知症フレンドリーシティ・プロジェクト」の内容例

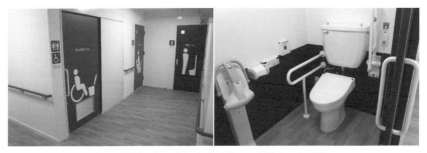

写真3　「認知症の人にもやさしいデザイン」の例

認識してほしいものには，周囲とのコントラストをつける。

知症フレンドリーシティ・プロジェクト」がスタートした（写真2）。

　「認知症カフェ」は2018年から公民館などで行われているが，第1号のカフェは前述の校区自治協議会が主体となって取り組まれた。2021年12月現在，市内37か所で開かれている。

　また，2018年から2年間をかけて，有識者による検討委員会で「認知症の人にもやさしいデザイン」を研究し，ガイドラインの作成に取り組んだ。2020年3月に手引きが完成し，福祉施設やまちづくり関係部署に配布した。

　「認知症の人にもやさしいデザイン」のポイントは，コントラストである。認知機能が低下した人にとって，トイレなどの重要な場所がすぐに認知できるようにデザインされている。写真3は，第1号の認知症カフェがある公民館にモデル的に導入したものだ。トイレのドアを，男性用は青，女性用は赤，「みんなのトイレ」（バリアフリートイレ）は緑で色分けするとともに，大きくピクトグラムを配して，認識しやすくしている。関係者の事務室のドアはモノトーンである。個室の中も，トイレの手すりの白が引き立つような色使いをしている。このデザインは文字を使わないため，たとえば，外国人や発達障害の方々にもわかりやすい。これからのまちのデザインとして広めたいと考え，情報を発信している。

　さらに，ピアサポートの取り組みや，認知症のある人々の社会参加，就労支援も始まっている。

（4）未来へつなぐ―エビデンスに基づき次のステップに―

　　現在，さまざまな政策や取り組みを行っているが，当然ながら，事業の効果を検証し，エビデンスに基づいてそれらを継続あるいは転換していくことが重要である。しかし，行政としてはここが一番弱いところでもある。そのため，福岡市においては，医療や介護，地域などの情報を一元化したビッグデータ「地域包括ケア情報プラットフォーム」を「福岡100」プロジェクトと同時に起動した。

　　この情報プラットフォームでは，現状の見える化，将来の推計だけでなく，事業の検証も可能なシステムとした。今まで取り組んできた事業が数年後にはどれくらいの成果を出せたのか，地域差があるのかなど，地元大学と連携して検証を進めている。

　　これからは，エビデンスに基づいた政策の立案が，より求められる。特に，産・学・官・民，多くの関係者が参画し，協働で事業を進めていくには，常に検証して情報を公開しながらステップアップさせていくことが行政に求められている。

〔荒瀬泰子〕

6）参考文献
・本田美和子，イヴ・ジネスト，ロゼット・マレスコッティ（2014）：ユマニチュード入門，医学書院．
・イヴ・ジネスト，ロゼット・マレスコッティ（本田美和子監修）（2016）：ユマニチュードという革命，誠文堂新光社．
・イヴ・ジネスト，ロゼット・マレスコッティ，本田美和子（2018）：家族のためのユマニチュード，誠文堂新光社．
・本田美和子，伊東美緒編（2019）：ユマニチュードと看護，医学書院．

本事例のポイント

　福岡市健康先進都市戦略「福岡100」の主要なアクションである「認知症フレンドリーシティ・プロジェクト」では，本事例で紹介されている「ユマニチュード®」や「認知症カフェ」「認知症の人にもやさしいデザイン」などのほかにも，IoTを活用した見守り実証実験や，認知症当事者と行政，企業，専門機関で構成されるコンソーシアム「福岡オレンジパートナーズ」，認知症のある人が自分らしく働ける場を創出する「Dアクティブ」の活動など，「認知症の人にやさしいまちづくり」を目指した多様な取り組みを展開している[1]。

　「認知症の人にやさしいまちづくり」を自治体の戦略として位置づけ，専門領域や活動の場の異なる地域の構成メンバーの多様な取り組みを集約して一体的に展開させるこうした仕組みづくりが，今後，他の自治体でも実践されることを期待したい。

〔五十嵐　歩〕

引用文献
1）福岡市：福岡100―人生100年時代の健寿社会のモデルをつくる100のアクション―，
　〈https://100.city.fukuoka.lg.jp〉〔2022.2.1〕

7) 急性期医療と地域がつくる認知症共生社会―「大牟田市認知症ケアコミュニティ推進事業」／福岡県大牟田市―

かつて炭鉱のまちとして栄えた福岡県大牟田市は，1997年の三池炭鉱閉山に伴い，急激な人口減少と共に高齢化が進み，最盛期21万人の人口は11万人，高齢化率36.8%（2021年4月）となった。この高齢化問題に対し，2002年から地域の医療・介護・福祉の専門職と行政とが協働体制を構築し，認知症の人が希望と尊厳をもって地域で安心して暮らせるまちづくりを目指して，「大牟田市認知症ケアコミュニティ推進事業」を展開してきた（表）。

2004年からは，地域づくりを牽引できる人材の育成として，認知症ケアの知識や技術の習得のみならず，「パーソンセンタードケア」の醸成と認知症ケアの価値観の共有に力点を置いた，大牟田市独自の「認知症コーディネーター養成研修」に取り組んでいる。この研修には，地域の居宅介護支援事業所や介護保険施設，地域包括支援センター，急性期病院や精神科病院で勤務する多職種職員が，毎年10人ほど受講している（図）。

急性期病院の看護師である筆者も，入院患者，特に高齢者の暴言・暴行，夜間の

II
－
3

表　大牟田市認知症ケアコミュニティ推進事業の取り組み（2002年～）

当事者・住民の視点，力の重視，協働	認知症介護意識実態調査
	はやめ南人情ネットワーク日曜茶話会[※]
	子どもたちと学ぶ認知症絵本教室
	認知症ほっと安心ネットワーク模擬訓練
	認知症介護家族「つどい・語らう会」
	本人ネットワーク支援（本人交流会）
	認知症カフェ
	DLBサポートネット[※]
核となる人材・チームの育成と地域への配慮	認知症ケア実践塾
	認知症コーディネーター養成研修
	もの忘れ相談医登録制度
	もの忘れ相談・検診
	認知症予防教室「ほのぼの会」
	地域支援者のネットワーク「地域認知症サポートチーム」
地域と共にある拠点づくりと生きたネットワーク	介護予防拠点・地域交流施設の設置
	地域の小規模多機能サービス拠点づくり
	ほっと・安心ネットワーク（愛情ねっと）[※]

[※]：駛馬小学校区で孤独死や高齢者の行方不明による死亡事故が発生。このことをきっかけに，校区住民らが高齢者の見守りや声掛けなどの地域の活動を開始した。

[※]：レビー小体型認知症（DLB）の本人・家族など，同じ病気を抱える仲間と認知症専門医や介護事業所の専門職との交流会。

[※]：市独自の行方不明捜索システム。認知症の人が外出して帰れなくなっても，事前登録をしておくと，携帯メールなどを活用して，市内外のさまざまな関係機関や市民に情報が流れ，それぞれで捜索が開始される。

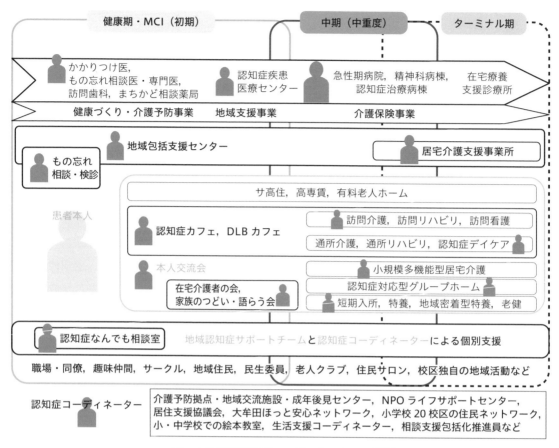

図　大牟田市認知症コーディネーターの配置

大声や転倒などへの対応に追われ，業務に疲弊していた体験をもとに，認知症に興味をもち受講した。2013 年にこの研修を修了してからは，上記のような，医療現場で見られる高齢者のさまざまな行動には理由があることや，その思いに寄り添うことの重要性を感じ，自施設の認知症ケア力向上と患者本位の医療の提供に尽力してきた。そして，この事業を実行する「大牟田市認知症ライフサポート研究会」に入り，地域での「認知症サポーター」としても活動してきた。

　以下，これまでに筆者がその一員として取り組んできた，大牟田市の地域主体の福祉体制づくりや認知症共生社会のまちづくりの経過と，急性期病院における認知症コーディネーターの実践を紹介する。

（1）大牟田市の取り組み―「認知症になっても大丈夫」なまちづくり―

❶ 高齢者が多いまちだからこそ

　大牟田市の認知症初期支援としては，2007 年にもの忘れ相談医登録制度，もの忘れ相談・検診，「認知症なんでも相談室」など，認知症早期発見・早期対応を実施してきた。

　もの忘れ相談・検診は，地域密着型施設や大型商業施設などで，高齢者が気軽に

脳の健康チェック（簡易式認知症スクリーニングテスト，老年期うつ病評価尺度（GDS-15））や認知症予防教室を受けることができるように，年10回以上，開催している。さらに，この検診から認知症サポーター医や専門医が診察する二次検診に引き継ぐことで，かかりつけ医（もの忘れ相談医）や地域包括支援センターでの認知症予防・支援につなげられている。また，認知症コーディネーターが対応する「認知症なんでも相談室」を開設し，本人や家族がいつでも相談ができるような体制もつくってきた。

　このように，高齢者が多いまちだからこそ，認知症の診断を受ける前に認知症を正しく学び，予防できる活動を推進して，認知症と診断されても認知症地域支援を必要なときに受けることができれば，その人らしい暮らしを地域で継続できるのではないだろうか。そしてそのためには，地域包括支援センターに認知症支援機関としての基幹的なサポート体制が整備されていることと，各小学校区に地域密着型サービス事業所や介護施設が設置され，地域住民と交流できる仕組みづくりが実施されることが重要と考える。

❷ 安心して外出できるまちを目指して

　2004年に始まった「ほっと安心ネットワーク模擬訓練」は，各小学校区の民生委員，自治会などの地縁組織，医療施設や介護施設と行政で実行委員会を結成し，毎年1回，開催している。この訓練では，地域住民も認知症サポーター養成講座を受講して，認知症の人が自由に外出できるよう，日ごろから見守りや声掛けができることや，行方不明発生時に実効性の高い仕組みの充実を図ることで，安心して外出できるまちづくりを実践してきた。

　また，認知症の啓発活動として，「子どもたちと学ぶ認知症絵本教室」がある。大牟田市認知症ライフサポート研究会が独自に作成した絵本『いつだって心はいきている』を使って，小・中学校の授業の中で認知症サポーター（地域包括支援センター，地域密着型施設のスタッフ，認知症コーディネーター）と共に認知症の理解を深めている。最近では，子どもたちも，「ほっと安心ネットワーク模擬訓練」の認知症サポーターとして地域の活動に積極的に参加している。

(2) これからのまちづくり―「認知症共生社会」の実現―

❶ 支える側・支えられる側の壁をなくす

　このような，長年にわたる認知症ケアコミュニティ推進事業によって，地域住民の認知症への理解が進み，見守りを受けることで，認知症になっても自宅での生活が続けられる人も増加してきた。しかし，その一方で，地域活動に積極的に参加していた住民が，認知症診断前や診断直後に引きこもってしまう事例が発生した。

　これは，それまで行ってきた啓発活動が，「認知症になれば『支えられる側』の人になる」という偏見をもたせるようなものであったからなのではないかと考えら

れた。その反省を踏まえ，認知症サポーター養成講座の内容は，認知症の周辺症状とその対応を中心とした「支える側（ケア）」を重視した内容から，認知症の医学的な根拠や，認知症と診断された当事者の思い，家族や友人の接し方など，認知症を正しく理解できる具体的な事例を紹介しながら啓発する講座へと変更した。そして，認知症だからとすべての人に同じような支援が必要とされるのではなく，認知症の進行に応じて必要な支援を継続的・包括的に行うこと（ステージアプローチ）に重点を置き，認知症であってもなくても共に地域で生活できるために必要なことを考えるまちづくりが，さらなる認知症地域支援の課題であると考えるようになった。

❷ 持てる力を活かし，社会参画を推進

この活動が具体的に実を結んだ例として，「おでん屋 in 十日市」の事例を紹介しよう。

認知症と診断された70代の女性には，「認知症の有無にかかわらずできることがある」と，店主として居酒屋を切り盛りしてきた経験から，おでん屋を出すことに挑戦したいという強い希望があった。そこで，地域の支援者の協力によって，毎月10日に露店が並ぶ商店街に1日だけのおでん屋を開店した。誇らしげに来店者におでんを提供する女性には笑顔があった。

このほかにも，「認知症の有無にかかわらず自分の力を活かし，積極的に社会参加がしたい」という本人の声から，介護サービスを受けながらも車販売店での洗車，ダイレクトメールの配達，花屋での切り花など，「認知症の有無にかかわらずできること」に着目した社会参画を推進している。

また，診断された直後に，認知症の人同士が出会える場所づくりや，認知症の本人たちによる「本人ミーティング」の開催や，認知症があっても暮らしやすいまちづくりを，認知症の本人と，大型商業施設，図書館，動物園，中学校，病院といった地域施設の職員らとで，認知症の人の視点で考える「認知症にやさしいまちづくりプロジェクト」を実施している。

その活動の一つの成果として，「認知症と診断を受けたとき，認知症に関わるいろいろな情報がほしい。しかし，インターネットでは見つけにくく，本屋には読みたいと思える本がない。図書館でも見つけることができなかった」という認知症の人本人の声から，図書館職員の協力によって，図書館の1か所に認知症コーナーを設置することができた。

このように，認知症の人本人の声や視点から，認知症の人と地域ボランティア，認知症サポーターが協働で創出する新たな社会資源が地域に増え，「認知症になっても大丈夫」なまち，すなわち，「認知症共生社会」になっていくと考えている。

（3）急性期病院の取り組み―誰もが安心して入院できる病院づくり―

❶ 認知症共生社会における急性期病院のミッション

地域包括ケアシステムにおける急性期病院の役割は，専門的で質の高い医療を提供し，早期治療・早期退院を目指し，地域の病院・診療所の「かかりつけ医」と連携することが推進されている。そして，これからの地域共生社会の実現においては，患者本人の意思を尊重し，できる限り住み慣れた地域で自分らしく暮らし続けられる医療の提供へと変革すると思われる。

しかし，筆者自身も体感しているが，医療の現場では，入院する高齢者が増加し，治療が優先される療養環境のため，高齢者にとって多様な困難と混乱が生じている。特に認知症がある患者は，入院をきっかけに身体・認知機能の低下を引き起こし，入院前の生活に戻れなくなることも少なくない。したがって，高齢者や認知症患者が安心して療養生活ができる環境や医療の提供体制を整えることが課題であり，急性期治療後も地域の中で希望をもち，暮らし続けることを支援することが急性期病院のミッションと考える。

❷ 認知症ケアができれば看護が変わる

国の施策においても，2016年度の診療報酬改定で「認知症ケア加算」を設け，医療における認知症対応力とケアの質の向上を図ることが推進されているように，認知症があっても安心して入院生活を送ることができる病院づくりが認知症共生社会の実現に必要と考える。

筆者の勤務する急性期病院（以下，当施設）では，認知症コーディネーターである看護師の筆者と看護部教育委員会とが協働して，看護師の認知症ケアの実践・指導ができる人材育成を目的とした教育カリキュラムを計画し，実施してきた。

認知症ケアの醸成，暮らしを継続できる看護の実践，意思決定支援など，具体的な事例をもとに勉強会を行うことによって，医療の現場に認知症ケアが浸透していくと，看護実践にも変化が見られるようになった。

この教育を実施して2021年で4年になる。ここで，「認知症ケアが実践できれば，患者は家に帰ることができる」と実感した事例があるので紹介したい。

当施設では，新型コロナウイルス感染症協力病院として，2020年4月より感染患者を受け入れている。患者は70～100歳の通所介護利用者やグループホームに入所中の要介護者で，酸素投与や吸引などの処置が必要であった。このような中等度の感染症高齢患者であっても，受け持ち看護師は，入院前の生活状況の情報から毎日の療養環境を整えることや，人生史や嗜好物などから会話を広げ，そして共に楽しみ，本人の思いに寄り添っていた。さらに，生活機能を落とさないようにと，日中は患者と一緒に廊下を歩き（写真），食事はベッド上ではなく食卓で提供し，患者のペースに合わせ摂取を見守るなど，看護師は防護服を着ながら尽力していた。その結果，このような隔離された療養環境の中でも，高齢者を入院前の生活に戻す

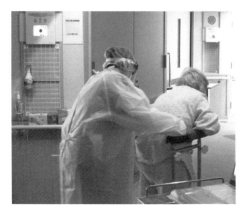

ことができたことは，これまでに築き上げてきた認知症ケアの実践の成果と評価できるのではないだろうか。

❸ 地域での暮らしから入退院支援を考える

　高齢者や認知症患者が，疾患の治療後も地域での生活を継続できるようにするには，入院前の暮らしから退院後の生活を見据えた入退院支援と，退院前カンファレンスなどによる医療と介護の連携強化が必要である。

　しかし，当施設の入退院支援を実践する看護師はほとんどが核家族ということもあり，高齢者の暮らしへの理解は不十分であった。また，社会保障制度や地域社会資源の知識を備えていない者も多く，そもそも医療と介護との連携の必要性についても認識不足な者も少なくなかった。そのような看護師らにとって，退院後の生活を見据えた支援を考えることは困難であると思われた。

　そこで，入退院支援ができる看護師の人材育成として，高齢者の暮らしや介護の現場を体験できるように，認知症コーディネーターが勤務する小規模多機能型居宅介護事業所やグループホーム，訪問看護事業所などでの見学実習や勉強会を実施した。見学実習に参加した，入退院支援を実践する看護師らは，地域で高齢者の暮らしを支えることの大切さや介護職員と利用者との距離感（見守りや関わり方）に感動していた。

　そしてこの実習を体験した看護師らを中心に，高齢者が入院すると，入院前の暮らしに着目した支援を行うようになり，看護師と介護職員との「顔の見える連携」から，互いの患者にふさわしい情報交換ができるようになっている。特に，退院前カンファレンスでは，それまでは介護者に療養上の観点での援助方法を伝えることが中心であったが，患者の個別性から疾患をとらえ，生活の視点を含めた支援の情報提供となった。患者がその人らしく暮らし続けられるためには，医療者が介護・福祉などの地域の支援者やサービス提供者へ確実にバトンを渡し，切れ目のない支援体制を構築することが必要である。

❹ 急性期病院による認知症ケアコミュニティづくり─地域の中核病院だからこそ─

　急性期病院に来院する患者には，明らかに認知機能が低下し，生活に支障があると思われる人や，介護者からのネグレクトを疑う人など，地域支援の必要性を感じることがある。そしてこれらの中には，地域支援を受けたくても受ける方法がわからずにいる人や，受けることに不安をもっている人もいる。しかし，急性期医療では，概して疾患治療が遂行できれば患者の生活は地域で支えるものとされ，その人らしい暮らしへの関わりには消極的であった。

　自分たちが担うのは「医療」だからと，退院後の生活環境や暮らしを地域の支援者に任せるだけでは，高齢者が地域での暮らしを続けることは困難となる。地域住民が多く来院する中核病院だからこそ，住民が地域での暮らしを継続できるような支援体制を構築すること，認知症や認知症の疑いのある患者の入退院支援には，地域の認知症サポーターと連携するなど，病院にとっても認知症ケアコミュニティづくりを推進することは重要な役割と考える。

　介護を受けている高齢者には，入院前から地域の通所介護などの利用が増えている。そのような患者には，日々の暮らしの継続として，入院中であっても通所介護などが活用できれば，高齢者の生活機能の低下を防ぐことができるのではないかと考えた。そこで，当施設では，病院内にデイケアルームを設置し，看護師と理学療法士が協働で体操や娯楽などを実施している。この取り組みは，高齢者の入院療養生活の安心感につなぐことができている。

　さらに，今後は，入院患者同士の談話や娯楽を楽しむことができるサロンを設置し，患者の不安や悩みごとの聞き手として地域住民ボランティアを活用し，地域共生社会実現の一途とすることも考えている。また，病院内に「認知症なんでも相談窓口」を設け，認知症コーディネーターが専門的な知識の提供から認知症初期支援を実施したい。疾患治療と同じように，皆が認知症を自分ごととして認識できれば，認知症早期診断・早期支援が可能になるのではないかと考えている。

❺ 急性期医療と地域がつくる「認知症共生社会」

　「認知症共生社会」とは，認知症があってもその人らしく住み慣れたまちで希望をもって暮らし続けられる社会である。しかし，入院などの生活環境の変化をきっかけに，身体機能の低下や認知症の症状が悪化し，自宅などへの退院が困難になる認知症高齢者も少なくない。したがって，病院という非日常空間であっても認知症の人が生活しやすい環境と，安心して治療を受けた後に速やかに退院できるような支援体制をつくれば，再び地域での暮らしが継続できるのではないだろうか。

　そのためには，医療者が認知症を正しく理解し，認知症があっても安心して入院療養ができる支援を多職種チームで行うことと，退院後も地域の暮らしに戻ることができるように，地域の認知症サポーターに切れ目なくつなぐことが求められてい

る。そうすれば，急性期医療と地域との「認知症共生社会」が実現できるのではないかと考える。

　最近では，がん末期や老衰であっても，最期を自宅で過ごしたい，過ごさせたいという患者・家族の希望に応える在宅医療・支援体制が整ってきている。しかしながら，最終段階（生命の危機状態）で病院に救急車搬送され，時には本人たちの意思に反して延命治療を受ける患者がいることは残念である。最期まで本人の意思を尊重するアドバンス・ケア・プランニング（ACP）による医療提供には課題は多いが，病院と在宅医・訪問看護のスタッフなどが連携し，共通認識に基づいた支援と密接な関係性を構築することが必要である。そのためにも，認知症コーディネーターのネットワークを活用しながら，認知症の人を可能な限り最期まで地域で「丸ごと」支えられるような「認知症共生社会」の実現に向けた取り組みを実行していきたい。

〔江川陽子〕

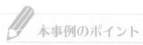
本事例のポイント

　本事例は，自治体が独自に進める「認知症コーディネーター」養成などを含む，認知症共生社会づくりの取り組みである。認知症に特化したことではないが，地域包括ケアには，患者本人を中心に，さまざまな人や組織が関係する。さらに，支えるだけでなく，支え合いを目指す地域共生社会の実現には，一層の連携と，そのためのコーディネーションが求められる。それを担う人材を養成する取り組みであり，大変興が深い。

　とりわけ，同コーディネーターが活動する地域認知症サポートチームの中に，急性期医療施設が参画している点は，高く評価すべきだろう。医療的ケアの現場と生活の場との円滑な移行が可能となるだけでなく，ケアの提供者にとっても，患者の生活の状況や関連する情報，人材へのアクセスが確保されることで，全人的なケア提供が行われやすくなる。いわゆる「社会的処方」，つまり，医療と地域福祉との連携の推進にも役立つ組織連携となっていると推察される（Ⅰ‒第1章の topics を参照）。

　今後に向けて，ぜひ研修の標準化や効果検証が進むことを期待したい。

〔近藤尚己〕

8）　地域共生創出のきっかけとなる公共図書館
―「認知症にやさしい図書館」／京都府京都市，神奈川県川崎市―

（1）「認知症の人にやさしいまちづくり」と公共図書館

　公共図書館は各自治体に必ずあり，日本図書館協会『日本の図書館　統計と名簿』[1]によると，2000 年では 2,639 館であったのに対し，2019 年では 3,303 館と大幅に増えている。利用するのにお金がかからず，どんな人でも訪れることができる。年齢制限もなく，あらゆる世代が自然に集まることのできる場である。

公共図書館の役割は，「図書館法」に明確に記載されている。

図書，記録その他必要な資料を収集し，整理し，保存して，一般公衆の利用に供し，その教養，調査研究，レクリエーション等に資することを目的とする施設

また，日本図書館協会は，公立図書館の任務と目標を，下記のように示している。

住人は（中略）図書の活用によって（次のようなことを）達成できる。

・講演会・読書会・鑑賞会・展示会などに参加し，文化的な生活を楽しむ。
・人との出会い，語りあい，交流が行われ，地域文化の創造に参画する。

つまり，図書館は必要な情報を集められる「知の拠点」であり，人々の交流が育まれ，新しい地域の文化ができるところであるといえる。

病気と共に生きる人たちからすると，病気に関するさまざまな情報が得られ，そこから何らかの関係のある人たちとの交流が始まり，患者会，家族会のような場づくりにもつながり，さらには，病気と共に生活することへの知恵などが生み出される可能性を秘めているといえるのである。

ではなぜ，「認知症のある人を見守る地域づくり」の具体的事例を紹介する章で図書館を取り上げるのかというと，上記のような役割をもつことのほかに，図書館が柔軟であるということがあげられる。

図書館は，聴覚障がい者，視覚障がい者など，あらゆる人に対応している。その中には，認知症のある人ももちろん含まれる。しかし，認知症の人が利用するとなると，いろいろな問題が生じることも多い。たとえば，カウンターで，本を返却したかどうかわからなかったり，利用カードをなくしたり，家に帰れなくなって途方に暮れたりしている利用者に遭遇することもあるだろう。また，身元がわからない人には，実質，福祉的サービスのような窓口にならざるをえないこともある。高齢化が進む中で，図書館における認知症への対応が難しいケースはさらに増加している。図書館だけで解決するのではなく，組織的に地域包括支援センターや行政の担当部門などと協力して体制を整える必要がある。

国の取り組みとしても，図書館の役割は重要視されており，2019年6月公表の「認知症施策推進大綱」[3]に，具体的施策として，「認知症に関する情報を発信する場として図書館も積極的に活用する。認知症コーナーを設置する等の先進事例を普及する」という一文が掲載された。

しかし，各地の図書館では，その数年前から，認知症についてもっと知りたい，認知症の人が困らないようにしたい，家族の支えになりたいとの思いから，さまざ

まな取り組みが始まっていた。

　以下では，筆者と共に「多世代・地域交流の図書館プロジェクト」[4]のメンバーであり，先進的な取り組みを行っている，京都市醍醐中央図書館・醍醐図書館（京都府），川崎市立宮前図書館（神奈川県）の活動を中心に紹介する。

（2）さまざまな地域資源との連携―京都市醍醐中央図書館・醍醐図書館の取り組み―

❶ 日々の対応をきっかけに

　地域には高齢者が多いにもかかわらず，この層へのサービスが手薄だということが職員の間でも課題としてあがり，まずは入り口近くに長椅子を新設し，足腰の弱った人もゆっくり本を選べるようにした。

　すると，高齢者が声を掛けてくれることが多くなった。「看病していた夫が亡くなり，1人になって寂しい」「認知症になったらどうしようと不安だ。読書は予防になると思って来ている」など，「アクティブシニア」だと思っていた常連の人たちの中にも，孤独や健康に不安を抱えている人が多くいることがわかった。

　さらに，認知症の初期症状があり，ヘルパーに付き添われて来館している人の姿も見られるし，「駐車場に停めた自分の車がわからなくなったので一緒に探してほしい」と頼まれることもあった。車の特徴をたずねても，「すぐに思い出せない」との答え。職員同士，改めて情報を共有してみると，このようなことが日々起こっているとわかったため，認知症の予防と啓発は喫緊の課題だと認識し，さまざまな取り組みを始めることにした。

❷ 病院との連携―回想法の導入―

　近隣のT総合病院では，以前より「認知症カフェ」を実施していた。図書館のリニューアル工事期間に，利用者増の協力を得るため，前任者が病院を訪問したことがきっかけとなり，2015年から図書館も「認知症カフェ」に協力し，本や紙芝居の読み聞かせを行っていたが，居眠りをする人も多く見られた。

　2016年，後任の同館司書・井上氏が，高齢者に主体的に参加してもらえる方法はないかと考えたとき，自身の身内の認知症者に故郷の写真を見せて話し掛けると表情が和らいだ，という経験がヒントになって，回想法の実施を思い立った。

　昭和の暮らしの様子が掲載された本と，地域の民具資料館から借用した豆炭あんかや洗濯板などを持参して実施すると，参加者同士がそれらの写真や道具を通して思い出を語り合い，話が弾んで時間切れとなって，中断しなければならないほどであった。病院スタッフからは，「図書館司書の選書の力や話の運び方に感心した」などの声が寄せられた。

　その後，高齢者施設の会合などで同館の回想法が口コミで広まったこと，地元新聞に掲載されたことで，区内の高齢者施設から依頼が相次いだ。現在は，施設の回

想法プログラムの相談に乗り，資料を提供する後方支援を行っている。

❸ 高齢者施設との連携─通所介護訪問─

T病院での回想法は，区内の医療・福祉関係者会議で評判となった。図書館の人員には限りがあり，要望すべてには応えられないが，数年前より年1回，高齢者施設の通所介護を訪問している。

事前に年齢層などをたずね，司書が「対話型」「体験型」のプログラムを考える。2020年の内容は，いずれも書籍を利用したもので，① 小説『草枕』の音読，② 風呂敷包み体験，③ 昭和歌謡クイズなどであった。司書には長年，児童サービスで培ってきたノウハウがあるため，司会や雰囲気づくりにも慣れており，利用者からは，「プログラムの切り口が新鮮」「話し方が上手だから楽しい」と好評である。

また，施設側は図書館資料の新たな活用法を知り，プログラム相談に来館するなどの交流が進んでいる。

❹ 京都市との連携─認知症関連書常設コーナーの設置─

2017年，京都市で「国際アルツハイマー病協会国際会議」が開催された。これに合わせて関連書を並べ，市保健福祉局発行の『認知症ガイドブック』なども展示した。現在は，常設展示となっている。

利用者からは，認知症の関連書（医療・福祉書，金融・成年後見ガイド，闘病記，絵本，高齢者向け紙芝居，回想法に使用する写真集など）が1か所で閲覧できると好評である。

❺ 大学との連携─市民への啓発─

地域の大学の協力により，展示や講演会を実施した。展示「認知症に関する日本の歴史と取組の変遷」では，その年表で紹介された本を図書館が貸し出すこととし，好評を得た。講演会「映画で学ぶ認知症」では，30代から80代と幅広い参加者と共に，講師の解説を楽しみながら認知症の症状や予防について学んだ。

❻ 地域における多職種協働，世代間交流へと発展

上記のように，同館は病院との連携で看護師と関わることも多く，そうした中で，ある病院の院内サークルで長年，手話の勉強をしている看護師たちから，「地域の役に立ちたい」との申し出があり，図書館で手話講座を実施することになった。

つながりは広がり，近隣の保育園長も園児を連れてキーボード持参で参加し，高齢者も園児も皆で手話を交えて合唱した。先に手話を覚えた園児が優しく高齢者の手をとって教える様子はほほえましく，多職種協働，多世代交流が自然に構築されていったことが実感された。

（3）「図書館員」というマンパワーの活用で地域を支える―川崎市立宮前図書館の取り組み―

　神奈川県川崎市では，「第8期川崎市高齢者保健福祉計画・介護保険事業計画」[5]の中で，図書館について触れられている。「地域ケア圏」の説明に，「日ごろの居場所」という役割を果たす地域資源として「図書館」が位置づけられているのである。また，「地域や生活における課題に対した取り組み」として，これまでと同様に誰もが安心して図書館を利用できるようにするにはどうすればよいかを検討したことが，「認知症にやさしい図書館」の取り組みにつながるきっかけとなった。

　同館の司書・舟田氏は，大きな行政施策である「川崎市地域包括ケアシステムの実現」に向け，図書館も意識を高め，

　・誰もが無料で利用でき，閉庁後や土・日・祝日も開館しており，特に目的意識をもたなくても1人で立ち寄ることのできる市民利用施設であるという利点
　・図書館のもつ「資料・情報」
　・「図書館員×多職種」というマンパワー

を存分に活かし，既存の地域資源と行政職員が手を携え，この地域を支えていくことができないかと考えた。

❶ 認知症関連書常設コーナーの設置

　2015年12月，市民の認知症への理解促進を図るべく，認知症の当事者，そしてその家族やそのケアをする専門職も対象に含め，キーワードを「認知症」に絞ったコーナーを設置した（写真）。

　背表紙を見て気になるキーワードがあれば，次から次へと本を手にとってもらえるよう，図書館特有の分類法に縛られず，書店のように「認知症」というキーワードに絞って配架するというような工夫をしている。また，設置場所はカウンター近くなどの目立ちやすいところではなく，あえて利用者から目が届きにくい館内奥と

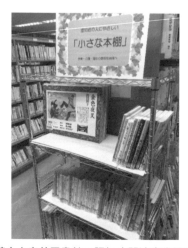

写真　川崎市立宮前図書館の認知症関連書常設コーナー

した。「認知症の本を手にとっているだけで，人からどう思われるかわからない」と気にする人もいることを想定し，人の目を気にせずゆっくり見てもらい，利用できるよう配慮したのである。

❷ 関連チラシやパンフレットによる周知

　市内で開催される認知症に関するセミナーなどのチラシやパンフレットを集めたコーナーを設置し，また，利用者の利便性に配慮して，区内に7か所ある地域包括支援センターの機関誌も使って，情報提供をしている。

　コーナーを常設化することにしたのは，置いてあったチラシがなくなったことにより，ニーズがあることがわかったためである。たとえば，ハローワークが持参したチラシを置いたところ，ハローワークのウェブサイトへのアクセス数が3倍になったこともあり，市民の関心度の高さがうかがわれた。本と同様，チラシを市民への大切な情報提供ツールととらえ，特に気になるものについては，常に配布枚数をチェックしている。

❸ 利用者へのアウトリーチサービス―本を介した住民同士のつながりに発展―

　それまで行っていた，図書館員による高齢者デイケア施設へのアウトリーチサービスは，好評であったが，マンパワーなどの限界があった。そこで，この取り組みを市民へ委ねたいと公民館の職員に説明し，公民館主催で読み聞かせボランティア養成講座を実施した。そしてそこから，図書館の資料を活用して主体的に読み聞かせ活動を行う「アクティブシニア」の自主グループも誕生した。

　そしてこれにより，①（読み聞かせ先が保育園などであれば）地域の子どもと触れ合うことで「世代間交流」が生まれ，②読み聞かせを行うことでボランティアは「自ら学びを深める」ことができ，③同世代と交流することで「共通の話題がもてる交流」ができ，④市民が市民へ本を届けることで「コミュニケーションツールとしての本の活用」と「市民が市民を支える関係性の構築」がなされ，⑤主体的に地域の中で活動することで自主性が生まれ，⑥地域の中で自らの役割を見出し，活動するという生きがいが生まれた。

　地域住民同士が楽しく，本を介してつながり，支え合う関係性をつくることができたのである。図書館を中心とした住民主体のチームができたといえよう。

❹ 認知症と思われる利用者への対応

　こうした取り組みを継続しながら，図書館として地域を支えていく上では，やはり全職員が認知症への理解をもつことが必要と考え，地域包括支援センター職員を講師として認知症サポーター養成講座を実施した。その後も，対応した事例の振り返りを中心とした研修会を定期的に行い，業務に活かしている。

　さらに，認知症と思われる利用者に対しては，少しでも態度や言動などで気にな

ることがあれば，まず他の職員に声を掛け，できるだけ 2 人で対応し，しっかりとその利用者と向き合い，求めていることに耳を傾けるだけでなく，館内職員間で情報共有を図り，場合によっては図書館の所管エリアにある地域包括支援センターに連絡するようにしている。

　今後，図書館は，冒頭で紹介したような「知の拠点」としての役割はもちろんのこと，さまざまな世代にとっての「居場所」としてのニーズが高くなるだろう。2025 年問題や超高齢社会といわれている今日の社会状況を踏まえ，図書館における高齢者層へのサービスは重点施策になるであろう。単に空間を提供するだけでなく，「生きがい」につながる機会を提供する「場」となるにはどのような取り組みが求められるのか——人，本をはじめとする資料，イベントなどについて，既存のサービスの再検証が必要である。

(4)「多世代・地域交流の図書館プロジェクト」の取り組み

　(3) の川崎市立宮前図書館の取り組みを知り，2016 年に大阪で「認知症にやさしい図書館プロジェクト」（現「多世代・地域交流の図書館プロジェクト」）が発足した（主催：大阪大学大学院医学系研究科保健学専攻老年看護学研究室）。その後，(2) で紹介した京都市醍醐中央図書館の井上氏らも加わり，作業療法学科の教員であるメンバーから回想法を行うに当たって配慮すべき点などについて指南を受けるなど，多様な職種，当事者が集まり，垣根を越えてアイディアを出し合って，よりよい図書館を作り上げていく取り組みを行っている。

　また，年に数回，フォーラムを開催しており，高校生や大学生が認知症の啓発のための学習教材としてオリジナルの「認知症かるた・すごろく」を発表したり，建築工学の専門家とよりよい空間づくりのためのキャプション評価法＊として，認知症の利用者に配慮した動線や表示を考えたりなど，さまざまな立場の人が主体となって，未来の図書館像を探っている。

＊　都市景観に対する市民の意見収集法として開発された。写真にキャプションをつけていくことで評価を得る。

　ここで紹介した取り組みではいずれも，自分たちの対象者の行動や状況を理解し，そしてその人たちに必要なことは何かを図書館の中で観察し，アクションを起こしている。さらに，図書館の中に限らず，館外でも連携を強め，図書館を利用する人たちや図書館のサービスを必要とする人たちを，多世代，多職種の力でサポートしてきたといえる。

　これはまさに，看護におけるアセスメントそのものである。

　病院は，いうまでもなく，認知症の人に接することの多い場所である。そこに勤務する看護職には，たとえば，患者や家族がどのような情報をどこから得て来ているのか，彼らの病院以外の居場所にも思いを馳せ，病院以外での生活もアセスメントすることができるようになって，病院を図書館のように対象者に寄り添えるような存在にしてくれることを期待している。

〔山川みやえ〕

＊8）の執筆に当たっては，京都市醍醐中央図書館の井上典子氏，川崎市立宮前図書館の舟田彰氏，公益財団法人浅香山病院精神科の繁信和恵氏にご協力をいただいた。

8）引用文献
1）日本図書館協会（2020）：日本の図書館　統計と名簿 2019.
2）日本図書館協会：公立図書館の任務と目標.
〈https://www.jla.or.jp/library/gudeline/tabid/236/default.aspx〉［2022.2.1］
3）厚生労働省認知症施策推進関係閣僚会議（2019）：認知症施策推進大綱.
〈https://www.mhlw.go.jp/content/12300000/000519434.pdf〉［2022.2.1］
4）多世代・地域交流の図書館プロジェクト Facebook.
〈https://www.facebook.com/dementia.friendly.libraries.in.kansai〉［2022.2.1］
5）川崎市健康福祉局（2021）：第 8 期川崎市高齢者保健福祉計画・介護福祉計画かわさきいきいき長寿プラン.
〈https://www.city.kawasaki.jp/350/page/0000129933.html〉［2022.2.1］

 本事例のポイント

　地域の住民にとって身近な公共図書館は，「認知症の人にやさしいまちづくり」の重要なメンバーである。2017 年，「超高齢社会と図書館研究会」において，「認知症にやさしい図書館ガイドライン」（第 I 版）[1]が発表された。同ガイドラインの中では，認知症にやさしい図書館の取り組みとして，「地域包括ケアシステムに主体的に関わり，認知症にやさしい地域を支える一員となる」「認知症の人や家族等に資料や情報を提供する」「認知症の人や家族等にサービスを提供する」「認知症の人や家族等が過ごしやすい空間を提供する」「認知症の人の社会参加や生きがい創出の手助けをする」ことがあげられている。本事例では，これらの取り組みの実践例が示されている。

　われわれが取り組んでいる「N-impro プロジェクト」（本章の 3）を参照）の中でも，公共図書館からの認知症支援について学習したいとのニーズは高く，その要望に応じて地域包括支援センター職員が図書館に出向き，N-impro を活用した認知症サポーター養成講座を実施した。

　看護職をはじめとする地域の医療・介護・福祉専門職には，「認知症にやさしい図書館」をつくる取り組みをサポートする役割がある。したがって，今後は，専門職が公共図書館と協働するためのツールの開発やノウハウの蓄積が求められる。　　　　　　　　　　　　　〔五十嵐　歩〕

引用文献
1）超高齢社会と図書館研究会（2017）：認知症にやさしい図書館ガイドライン，第 1 版.
〈http://www.slis.tsukuba.ac.jp/~donkai.saori.fw/a-lib/guide01.pdf〉［2022.2.1］

索　引

編者紹介

■近藤尚己
<ruby>近藤尚己<rt>こんどうなおき</rt></ruby>

京都大学大学院医学研究科社会疫学分野主任教授

東京大学未来ビジョン研究センター特任教授

一般社団法人 日本老年学的評価研究機構理事

公益財団法人 医療科学研究所理事

医師・博士（医学）

2000 年　山梨医科大学医学部医学科卒業

2005 年　山梨医科大学大学院博士課程修了

2006 年　ハーバード大学公衆衛生大学院健康社会研究センター

　　　　　（Center for Society and Health）研究フェロー

2010 年　山梨大学大学院医学工学総合研究部社会医学講座講師

2012 年　東京大学大学院医学系研究科准教授（健康教育・社会学分野）

2020 年より現職

■五十嵐　歩
<ruby>五十嵐<rt>いがらし</rt></ruby>　<ruby>歩<rt>あゆみ</rt></ruby>

東京大学大学院医学系研究科高齢者在宅長期ケア看護学分野准教授

看護師・博士（看護学）

2002 年　東京医科歯科大学医学部保健衛生学科卒業

2009 年　公益財団法人ダイヤ高齢社会研究財団研究員

　　　　　東京医科歯科大学大学院保健衛生学研究科博士後期課程修了

2011 年　東京医科歯科大学大学院保健衛生学研究科特任助教・助教

2013 年　東京大学大学院医学系研究科高齢者在宅長期ケア看護学分野助教

2016 年　東京大学大学院医学系研究科高齢者在宅長期ケア看護学分野講師

2020 年より現職

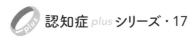 認知症 plus シリーズ・17

にんちしょう ぷらす ちいききょうせいしゃかい
認知症 plus 地域共生社会
つながり支え合うまちづくりのために私たちができること

2022年3月25日　第1版第1刷発行　　　　　　　　　　〈検印省略〉

こんどうなおき
編●近藤尚己
いがらしあゆみ
五十嵐 歩

発行●株式会社 日本看護協会出版会
〒150-0001　東京都渋谷区神宮前5-8-2　日本看護協会ビル4階
〈注文・問合せ/書店窓口〉Tel / 0436-23-3271　Fax / 0436-23-3272
〈編集〉Tel / 03-5319-7171
https://www.jnapc.co.jp

デザイン●大野リサ
表紙カバーイラスト●コーチはじめ
印刷●株式会社 フクイン

©2022 Printed in Japan　ISBN 978-4-8180-2399-4